Markus Wiesenauer
Dermatologische und allergologische
Praxis der Homöopathie

W0188357

Mit freundlicher
Empfehlung

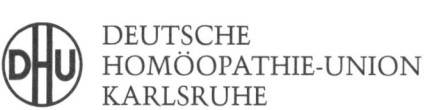

DEUTSCHE
HOMÖOPATHIE-UNION
KARLSRUHE

Dermatologische und allergologische Praxis der Homöopathie

Markus Wiesenauer

 Hippokrates Verlag Stuttgart

Die Deutsche Bibliothek – CIP-Einheitsaufnahme

Wiesenauer, Markus:
Dermatologische und allergologische Praxis der Homöopathie/
Markus Wiesenauer. – Stuttgart : Hippokrates Verl., 1994
(Hippokrates-Copythek)
ISBN 3-7773-1090-5

Anschrift des Verfassers:
Dr. med. Markus Wiesenauer
In der Geiß 8
71834 Weinstadt

Wichtiger Hinweis

Wie jede Wissenschaft ist die Medizin ständigen Entwicklungen unterworfen. Forschung und klinische Erfahrung erweitern unsere Erkenntnisse, insbesondere was Behandlung und medikamentöse Therapie anbelangt. Soweit in diesem Werk eine Dosierung oder eine Applikation erwähnt wird, darf der Leser zwar darauf vertrauen, daß Autoren, Herausgeber und Verlag große Sorgfalt darauf verwandt haben, daß diese Angabe dem Wissensstand bei Fertigstellung des Werkes entspricht.
Für Angaben und Dosierungsanweisungen und Applikationsformen kann vom Verlag jedoch keine Gewähr übernommen werden. Jeder Benutzer ist angehalten, durch sorgfältige Prüfung der Beipackzettel der verwendeten Präparate und gegebenenfalls nach Konsultation eines Spezialisten festzustellen, ob die dort angegebene Empfehlung für Dosierungen oder die Beachtung von Kontraindikationen gegenüber der Angabe in diesem Buch abweicht. Eine solche Prüfung ist besonders wichtig bei selten verwendeten Präparaten oder solchen, die neu auf den Markt gebracht worden sind. Jede Dosierung oder Applikation erfolgt auf eigene Gefahr des Benutzers. Autoren und Verlag appellieren an jeden Benutzer, ihm etwa auffallende Ungenauigkeiten dem Verlag mitzuteilen.
Geschützte Warennamen (Warenzeichen) werden nicht besonders kenntlich gemacht. Aus dem Fehlen eines solchen Hinweises kann also nicht geschlossen werden, daß es sich um einen freien Warennamen handele.

ISBN 3-7773-1090-5

© Hippokrates Verlag GmbH, Stuttgart 1994

Jeder Nachdruck, jede Wiedergabe, Vervielfältigung und Verbreitung, auch von Teilen des Werkes oder von Abbildungen, jede Abschrift, auch auf fotomechanischem Wege oder im Magnettonverfahren, in Vortrag, Funk, Fernsehsendungen, Telefonübertragung sowie Speicherung in Datenverarbeitungsanlagen, bedarf der ausdrücklichen Genehmigung des Verlages.
Printed in Germany 1994
Satz: Fotosatz Sauter GmbH, Donzdorf
Schrift: 8/10p Times
Druck: Druckerei Sommer, Feuchtwangen

Inhalt

6

Vorwort

Die hohe Akzeptanz der Reihe »Praxis der Homöopathie« ließ erkennen, daß Dermatologie und Allergologie seit langem ein Wunschthema sind.

Insofern wurde der nunmehr 4. Band analog konzipiert, um die an der Homöopathie interessierten Kolleginnen und Kollegen anzusprechen; zwangsläufig kann das Buch keinen Anspruch auf Vollständigkeit erheben.

Denn letztlich ist es das Ziel der Reihe, die Möglichkeiten und Grenzen der Homöopathie didaktisch aufbereitet zu beschreiben.

Dem Hippokrates Verlag bin ich für die konstruktive Zusammenarbeit zu Dank verpflichtet.

Sommer 1993   *Markus Wiesenauer*

Homöotherapie in der Dermatologie und Allergologie

Die Konzeption des Buches setzt diagnostische und klinische Erfahrungen voraus. Der Aufbau erfolgte in Anlehnung an die dermatologische Fachliteratur, wobei in der Praxis häufig vorkommende Krankheitsbilder besprochen werden. Der Anspruch der Homöopathie ist als Erweiterung üblicher Behandlungskonzepte zu verstehen, nicht jedoch pauschal als Alternativ-Therapie. Die Überlegungen für die Anwendung der Homöotherapie beziehen sich auf die überwiegend empirischen Beobachtungen, daß insbesondere in der Dermatologie akute und chronische Erkrankungen mit Homöopathika effizient und risikoarm behandelt werden können. In entsprechenden Fällen (Seite 46) kann dies dennoch ein gleichzeitiges Therapieren mit chemisch-synthetischen und homöopathischen Arzneimitteln bedeuten, wobei der prinzipielle Stellenwert hygienischer und diätetischer Maßnahmen unbestritten bleibt. Im übrigen lassen sich bei gegebener Indikation neben einer homöopathischen Behandlung andere Naturheilverfahren ebenfalls adjuvant einsetzen (vgl. Literaturhinweise).

Der homöopathische Therapieansatz basiert auf der Ähnlichkeitsregel, wonach das Arzneimittelbild (Pharmakodynamik) und das Krankheitsbild (individueller Krankheitsstatus) möglichst ähnlich sein sollen.

Das Krankheitsbild erfaßt die individuell ausgeprägten phänomenologischen Erscheinungen im Sinne des subjektiven Befindens zusammen mit den objektiven Befunden; dies wird mit dem aus unterschiedlichen Quellen entstandenen Arzneimittelbild verglichen. Bei möglichst genauer Übereinstimmung zwischen Krankheitsbild und Arzneimittelbild ist das Homöopathikum indiziert. Das Vorgehen basiert auf der Simile-Regel »Similia similibus curentur« (Ähnliches werde durch Ähnliches geheilt). Ein solch individualisierendes Vorgehen – bedingt durch das homöopathische Behandlungs-

prinzip – erklärt zugleich die mehr deskriptive Darstellung der Wirkungsprofile homöopathischer Arzneimittel, zumal die Homöopathie in hohem Maße als Erfahrungswissenschaft verstanden werden muß.
Eine Behandlung mit Homöopathika erfordert ein pragmatisches Vorgehen; im einzelnen lassen sich praxisrelevant die folgenden drei Wirkungsgruppen unterscheiden:

Organotropie/Histiotropie

Die Wirkung dieser Homöopathika richtet sich auf ein Organsystem bzw. Gewebe. Oftmals können die damit verbundenen Erkrankungen mit einigen typischen Symptomen (»Syndrom«) charakterisiert werden. Dies entspricht weitgehend einer Homöotherapie nach klinischen Diagnosen.

Beispiel: Mikroangiopathie, Teleangiektasien
→ Artemisia abrotanum (Abrotanum) D3.
Weiche, dunkel gefärbte, prominente Warzen
→ Thuja occidentalis D6.

Funktiotropie

Die Wirkung dieser Homöopathika geht insofern über eine rein syndromatische Indikation hinaus, als zur Arzneimittelwahl (Differentialtherapie) weiterführende Hinweise auf das Krankheitsgeschehen notwendig sind.
Funktiotrop wirkende Homöopathika sind insbesondere zur Initial- und Intervall-Therapie geeignet.

Beispiel: Ekzem mit stark übelriechendem honiggelben Sekret, konsekutiver Krusten- und Borkenbildung → Graphites D6.
Schmerzhafte Entzündung mit Hautmazeration; vor allem lokalisiert im intertriginösen Bereich sowie an Haut- und Schleimhautübergängen.
Blutige Sekretion → Acidum nitricum D12.

Personotropie

Die Wirkung dieser Homöopathika erfaßt das konstitutionelle Geschehen und den Krankheitsablauf in umfassender Weise. Personotrope Homöopathika werden zur Langzeitbehandlung chronischer Prozesse eingesetzt und entsprechen einer homöopathischen Behandlung par excellence durch ihre tiefgreifende Beeinflussung der Krankheit. Daraus resultiert ihre bevorzugte Anwendung bei chronischen Erkrankungen, z.B. Neurodermitis, Psoriasis.

Beispiel: Verschlossener, abweisender nachtragender Mensch; depressive Verstimmung, lehnt den Zuspruch ab (»Stiller Kummer«), aber auch häufiges Weinen. Beschwerden als Folgezustand von psychischen Traumen. Im somatischen Bereich treten Beschwerden infolge von Unverträglichkeit durch starke Sonnenbestrahlung und Aufenthalt am Meer auf. Auffallend ist das Verlangen nach würzig-scharfen Speisen und großes Durstgefühl, Appetit vermehrt, dabei jedoch keine Gewichtszunahme.
Sehr trockene Haut und Schleimhäute. Disposition zu atopischem Formenkreis → Natrium chloratum.

Gut genährter, bulliger Mensch; nörgelnd und unzufrieden. Typisch ist das starke Hitzegefühl am gesamten Körper, auffallende Rötung der Körperöffnungen mit Brennschmerz sowie übelriechendem Körpergeruch (Typ I).
Schlanker, hagerer, blasser Mensch, der schnell ermüdet; Sonderling (Typ II).
Großer Appetit insbesondere nach gewürzten Speisen mit auffallender Müdigkeit nach dem Essen.
Die Haut ist rauh, unrein, wirkt schmutzig, übler Körpergeruch. Venöse Belastung; Entzündungsneigung der Haut → Sulfur.

Nach derzeitigem Erkenntnisstand ist die Behandlung mit Homöopathika als Regulationstherapie im Sinne eines therapeutischen Reizes zu verstehen. Dementsprechend soll auf die Actio (Reiz) des Homöopathikums die Reactio (Antwort) des Organismus folgen.

Praktisch zeigt sich dies darin, daß der kranke Organismus unterschiedlich reagibel auf Homöopathika ist. Die Dosierung beinhaltet die Potenz (= Arzneistärke, üblicherweise als Dezimalpotenz »D« eingesetzt) und die Gabenfolge (= Applikationsfrequenz). Als orientierenden Hinweis finden sich diese Angaben bei jedem Homöopathikum, wobei beides im wesentlichen auch vom Arzneigrundstoff (pflanzliche, tierische, mineralische Stoffklasse) und von der Krankheitsdynamik (akut, chronisch) abhängt.

Bei Kindern, während der Schwangerschaft und Stillzeit werden bevorzugt Globuli und Tabletten eingesetzt; Dilutionen können wegen des Alkoholgehaltes in Wasser verdünnt werden.

Dabei entsprechen (3-) 5 Globuli = (3-) 5 Tropfen = 1 Tablette. Tabletten können auch zerstoßen werden.

Dosierungsrichtlinien

Bei eintretender Besserung ist das Intervall entsprechend zu verlängern!

Stadium	Applikationsfrequenz	Beispiel
Akut	alle halbe oder volle Stunde 3 Globuli/ 1 Tablette	Urticaria
Subakut	alle 2 Stunden 3 Globuli/ 1 Tablette	Furunkel
Chronisch	2–3 x täglich 5 Globuli/ 1 Tablette oder seltener	Endogenes Ekzem

Homöopathika können individuell kombiniert werden; sie stehen aber auch als fixe Kombination im Sinne eines Komplexmittels mit klinischer Indikationsangabe zur Verfügung. Als Basistext für das vorliegende Buch empfiehlt sich der Band »Praxis der Homöopathie« *(Hippokrates* Verlag, Stuttgart); dort sind die Wirkungsprofile (Arzneimittelbilder) der einzelnen Homöopathika ausführlich beschrieben.

I Erregerbedingte Hautkrankheiten

Die erregerbedingten Erkrankungen der Haut lassen sich wie folgt einteilen

1. Bakterielle Hauterkrankungen, Seite 16
2. Viruserkrankungen der Haut, Seite 32
3. Mykosen der Haut, Seite 46
4. Sexuell übertragene Krankheiten, Seite 49

Je nach Erreger (Diagnostik!) ist eine freie Kombination von Homöotherapie oder konventioneller Therapie notwendig (z.b. Mykosen) oder aber eine homöopathische Behandlung ist prinzipiell nicht möglich (z.b. parasitäre Hauterkrankungen).

Erregerbedingte Hauterkrankungen, die einer homöopathischen Akut- oder Nachbehandlung zugänglich sind, werden im Anschluß besprochen (vgl. Seite 30).

1. Bakterielle Hauterkrankungen

Je nach therapeutischen Erfahrungen und Schwere des Krankheitsbildes (z.B. Phlegmone) ist zusätzlich zur Homöotherapie eine antibiotische Behandlung notwendig.

Im einzelnen werden folgende Indikationen besprochen:

● Impetigo contagiosa
● Erysipel
● Follikulitis
● Furunkel, Karbunkel
● Phlegmone
● Superinfektionen
● Nachbehandlung bakterieller Hautkrankheiten

Impetigo contagiosa

Vorwiegend im Kindesalter auftretende, ansteckende, ober-
flächliche Infektion der Haut; überwiegend kleinblasige
Form durch β-hämolysierende Streptokokken, die großbla-
sige Form durch Staphylococcus aureus hervorgerufen.

Symptomatik	Arzneimittel
Progrediente Entzündungs-symptomatik	Atropa belladonna
Ödematöse Schwellung	Apis mellifica
Kleinblasige Entzündung	Euphorbium
Bläschenbildung	Rhus toxicodendron
Blasenbildung	Lytta vesicatoria
Entzündung mit Lymphangitis	Mercurius solubilis

Hinweis: Als Externum hat sich Echinacea-Salbe bewährt.

Atropa belladonna (Belladonna)

Rötung und Überwärmung der Haut mit progredienter Ent-
zündungssymptomatik; stechende Schmerzen bei großer
Berührungsempfindlichkeit.
Dosierung: D6, anfangs bis stündlich 3 Tropfen
             oder 1 Tablette

Apis mellifica

Ödematöse Schwellung, Bildung von Quaddeln; hellrote bis
blasse Hautfarbe. Gefühl von brennender Hitze mit großer
Berührungsempfindlichkeit der betroffenen Hautfläche.
Besserung durch Kälteanwendung.
Dosierung: D6, 3-4 x täglich 5 Tropfen

Euphorbium

Kleinblasige Entzündung mit gelbem Sekret bei auffallender Neigung zu Nekrotisierung.
Dosierung: D6, 3-4 x täglich 5 Globuli

Rhus toxicodendron

Erysipelartige Schwellung mit Bildung von kleineren Bläs-
chen. Geröteter Hof, wäßrig-seröser Inhalt; Brennschmerz.
Verschlechterung durch Kälte- und Wasseranwendung.
Dosierung: D12, 3 x täglich 5 Tropfen

Lytta vesicatoria (Cantharis)

Erythem mit Bildung von größeren Blasen und Übergang zu
Pustelbildung.
Besserung durch Kälteanwendung.
Dosierung: D6, 3-4 x täglich 5 Tropfen

Mercurius solubilis

Übelriechende Sekretion bei regionärer Lymphangitis;
nächtlicher, übelriechender Schweiß; subfebrile Temperatur.
Allgemeines Krankheits- und Schwächegefühl.
Dosierung: D12, 2 x täglich 1 Tablette

Erysipel

Akute Infektion in den Lymphspalten des oberen Koriums durch β-hämolysierende Streptokokken der Gruppe A, seltener durch Staphylococcus aureus.
Das Krankheitsbild stellt eine Grenze für die Homöotherapie dar; eine Begleit- und Nachbehandlung ist sinnvoll.

Symptomatik	Arzneimittel
Beginnende Entzündungs-symptomatik	Atropa belladonna
Ödematöse Schwellung	Apis mellifica
Hochentzündlicher Pro-zeß mit Sepsis-Neigung	Lachesis mutus

Atropa belladonna (Belladonna)

Rötung und Überwärmung der Haut mit <u>rasch progredienter Entzündungssymptomatik</u>; stechende Schmerzen bei großer Berührungsempfindlichkeit.

Dosierung: D6, anfangs bis stündlich 3 Tropfen
           oder 1 Tablette

Apis mellifica

<u>Ödematöse Schwellung</u>, hellrote bis blasse Hautfarbe. Gefühl von brennender Hitze mit großer Berührungsempfindlichkeit der betroffenen Hautareale.
Besserung durch Kälteanwendung.
Dosierung: D6, 3–4 x täglich 5 Tropfen.

Lachesis mutus

<u>Stark entzündlicher Prozeß</u> mit livider Hautverfärbung bei typischen Entzündungszeichen. Reduziertes Allgemeinbefinden mit Neigung zur Septikämie.
Dosierung: D12, 2–3 x täglich 5 Tropfen

Hinweis: Beim Erysipel hat sich folgende Mischinjektion i.v. bewährt (auch zusätzlich zum Antibiotikum):
Zur Initialtherapie:
         Lachesis D12
         Echinacea D4
         Pyrogenium D30 aa

danach: Lachesis D12
         Echinacea D4
         Mercurius solubilis D12 aa
         2 x täglich 1 Ampulle bis zum Abklingen der Akutsymptomatik (maximal 10 Tage!).

Follikulitis

Pustulöse Infektion des Haarfollikels mit Staphylococcus aureus.

Symptomatik	Arzneimittel
Beginnende Entzündungs-symptomatik	Atropa belladonna
Abszedierende Entzündung	Hepar sulfuris
Entzündung mit nässender, honiggelber Sekretion	Graphites

Hinweis: Zur externen Behandlung haben sich Kompressen mit verdünnter Echinacea-Urtinktur (1:10) und anschließendem Auftragen von Calendula-Salbe bewährt.

Atropa belladonna (Belladonna)

Rötung und Überwärmung der Haut mit <u>rasch progredienter Entzündungssymptomatik;</u> stechende Schmerzen bei großer Berührungsempfindlichkeit.

Dosierung: D6, anfangs bis stündlich 3 Tropfen
oder 1 Tablette

Hepar sulfuris

<u>Abszedierende Entzündung</u>, übelriechende Eiterbildung mit starken Schmerzen bei ausgeprägter Berührungsempfindlichkeit.
Bei schlechter Heilungstendenz. Zur Anregung der Granulation.

Dosierung: D6, 3–4 x täglich 1 Tablette;
D12, 2 x täglich 1 Tablette (zur Abheilung)

Graphites

<u>Nässende, honiggelbe Sekretion,</u> sehr stark übelriechend. Bevorzugt in intertriginösen Bereichen lokalisiert (inguinal, perianal).

Dosierung: D6, 3–4 x täglich 1 Tablette

Furunkel, Karbunkel

Tiefe bakterielle, abszedierende Entzündung, meist durch
Staphylococcus aureus verursacht.
Die genannten Homöopathika sind bei entzündlichen Pro-
zessen differentialtherapeutisch zu berücksichtigen.

Symptomatik	Arzneimittel
Beginnende Entzündungs- symptomatik	Atropa belladonna
Entzündungsprozeß mit Eiterungstendenz	Mercurius solubilis
Abszedierende Entzündung	Hepar sulfuris
Abszeßreifung	Myristica sebifera
Hochakuter Eiterungs- prozeß	Calcium sulfuricum
Entzündungsprozeß mit Sepsis-Neigung	Lachesis mutus
Rezidivierende chronische Eiterung	Acidum silicicum

Hinweis: Je nach Lokalisation bewähren sich zur exter-
nen Behandlung Kompressen mit verdünnter
Echinacea-Urtinktur (1:10) und anschließend
Auftragen von Calendula-Salbe.

Atropa belladonna (Belladonna)

Rötung und Überwärmung der Haut mit <u>rasch progredienter Entzündungssymptomatik;</u> stechende Schmerzen bei großer Berührungsempfindlichkeit.
Dosierung: D6, anfangs bis stündlich 3 Tropfen
           oder 1 Tablette

Mercurius solubilis

Übelriechende Sekretion bei <u>regionärer Lymphangitis;</u> nächtlicher, übelriechender Schweiß; auch subfebrile Temperaturen.
Allgemeines Krankheits- und Schwächegefühl.
Dosierung: D12, 2 x täglich 1 Tablette

Hepar sulfuris

<u>Abszedierende Entzündung</u>, übelriechende Eiterbildung mit starken Schmerzen bei ausgeprägter Berührungsempfindlichkeit.
Bei schlechter Heilungstendenz. Zur Anregung der Granulation.
Dosierung: D6, 3–4 x täglich 1 Tablette;
           D12, 2 x täglich 1 Tablette (zur Abheilung)

Myristica sebifera

<u>Zur Beschleunigung der spontanen Abszeßeröffnung</u>
(»Homöopathisches Messer«)
Dosierung: D3, 4–5 x täglich 3 Tropfen (bis zur Eröffnung)

Calcium sulfuricum

<u>Nach Eröffnung anhaltender Eiterabfluß</u>, eher dickflüssig; keine Tendenz zur Granulation.
Auch bewährt bei peritonsillären und periproktitischen Abszessen (nach Eröffnung).
Dosierung: D4, 3–4 x täglich 1 Tablette

Lachesis mutus

<u>Stark entzündlicher Prozeß</u> mit livider Hautverfärbung bei typischen Entzündungszeichen. Reduziertes Allgemeinbefinden mit Neigung zur Septikämie.
Dosierung: D12, 2–3 x täglich 5 Tropfen

Acidum silicicum (Silicea)

<u>Rezidivierende, eiternde Entzündungen</u> bei geringer Virulenz; Neigung zur Fistelbildung, übelriechende Sekretion. Allgemeine Verschlechterung durch Kälte und Nässe.
Dosierung: D12, 1–2 x täglich 1 Tablette

Phlegmone

Abszedierende Infektion mit diffuser Ausbreitung in tiefe Hautschichten und entlang der Faszien, Sehnen und Muskulatur.
Das Krankheitsbild stellt eine Grenze für die Homöopathie dar; eine Begleit- und Nachbehandlung ist sinnvoll.

Symptomatik	Arzneimittel
Beginnende Entzündungs-symptomatik	Atropa belladonna
Entzündungsprozeß mit Eiterungstendenz	Apis mellifica
Abszedierende Entzündung	Hepar sulfuris
Abszeßreifung	Calcium sulfuricum
Hochakuter Eiterungs-prozeß	Lachesis mutus

Hinweis: Zur externen Behandlung haben sich Kompressen mit verdünnter Echinacea-Urtinktur (1:10) und Auftragen von Calendula-Salbe bewährt.

Atropa belladonna (Belladonna)

Rötung und Überwärmung der Haut mit <u>rasch progredienter
Entzündungssymptomatik;</u> stechende Schmerzen bei großer Berührungsempfindlichkeit.
Dosierung: D6, anfangs bis stündlich 3 Tropfen oder
  1 Tablette

Apis mellifica

<u>Ödematöse Schwellung,</u> Bildung von Quaddeln; hellrote bis
blasse Hautfarbe. Gefühl von brennender Hitze mit großer
Berührungsempfindlichkeit der betroffenen Hautfläche.
Besserung durch Kälteanwendung.
Dosierung: D6, 3–4 x täglich 5 Globuli

Hepar sulfuris

<u>Abszedierende Entzündung,</u> übelriechende Eiterbildung
mit starken Schmerzen bei ausgeprägter Berührungsempfindlichkeit.
Bei schlechter Heilungstendenz. Zur Anregung der Granulation.
Dosierung: D6, 3–4 x täglich 1 Tablette
  D12, 2 x täglich 1 Tablette (zur Abheilung)

Calcium sulfuricum

<u>Nach Eröffnung anhaltender Eiterabfluß,</u> eher dickflüssig;
keine Tendenz zur Granulation.
Auch bewährt bei peritonsillären und periproktitischen
Abszessen (nach Eröffnung).
Dosierung: D4, 3–4 x täglich 1 Tablette

Lachesis mutus

<u>Stark entzündlicher Prozeß</u> mit livider Hautverfärbung bei typischen Entzündungszeichen. Reduziertes Allgemeinbefinden mit Neigung zur Septikämie.

Dosierung: D12, 2–3 x täglich 5 Tropfen

Hinweis: Zur Behandlung einer Phlegmone (auch zusätzlich zur Antibiotika-Therapie möglich) hat sich folgende Mischinjektion i.v. bewährt.
Zur Initialtherapie:

        Lachesis D12
        Echinacea D4
        Pyrogenium D30 aa

danach: Lachesis D12
        Echinacea D4
        Mercurius solubilis D12 aa
        2 x täglich 1 Ampulle bis zum Abklingen der Akutsymptomatik (maximal 10 Tage!).

Superinfektionen

Superinfektionen sind sekundär bakteriell infizierte Dermatosen.

Die Homöotherapie orientiert sich an der Haut- und Allgemeinsymptomatik; vgl. insbesondere die unter → *Furunkel, Karbunkel* (Seite 23) und → *Impetigo contagiosa* (Seite 17) beschriebenen Homöopathika.

Nachbehandlung bakterieller Hautkrankheiten

Zur Ausheilung und Rezidivprophylaxe sollte eine homöopathische Nachbehandlung durchgeführt werden; insbesondere auch bei vorausgegangener Antibiotika-Therapie.

Symptomatik	Arzneimittel
Zustand nach einer Anti-biotika-Therapie	Okoubaka
Unverträglichkeit einer Antibiotika-Therapie	Phosphorus
Neigung zu eitrigen Haut-prozessen	Sulfur
Zustand nach Staphylo-kokken-Infektion	Staphylococcinum-Nosode
Zustand nach Strepto-kokken-Infektion	Streptococcinum-Nosode

Hinweis: Die *Eigenblut-Behandlung* sollte als biologische
Basistherapie zusätzlich durchgeführt werden
→ Seite 138

Okoubaka

Zur Nachbehandlung nach einer antibiotischen Therapie; auch bei Entwicklung exanthemischer und/oder enteritischer Symptome unter Antibiotika-Behandlung.
Dosierung: D3, 3 x täglich 1 Tablette

Phosphorus

Trocken-schuppendes Exanthem als Folge einer Antibiotika-Therapie; brennende Schmerzen.
Allgemeine Antibiotika-Unverträglichkeit.
Dosierung: D12, 2 x täglich 5 Tropfen
D30, 5 Globuli als Einmalgabe
(und bedarfsweise Wiederholung) n. G. Köhler

Sulfur

Chronisch-rezidivierende Eiterungsprozesse der Haut; Neigung zu Entzündungen. Sekretionen und Ausscheidungen (Harn, Stuhl, Schweiß) übelriechend.
Allgemein wirkt das Hautbild schmutzig. Hepatopathie.
Dosierung: D12, 1 x täglich 1 Tablette
CAVE: Sulfur kann zum Teil erhebliche Erstreaktionen auslösen (Exazerbation der Hautsymptomatik)

Staphylococcinum-Nosode

Zustand nach Staphylokokken-Infektion. Als Begleitbehandlung zusätzlich zum individuell gewählten Homöopathikum.
Dosierung: C12, 1–2 x wöchentlich 5 Globuli

Streptococcinum-Nosode

Zustand nach Streptokokken-Infektion. Als Begleitbehandlung zusätzlich zum individuell gewählten Homöopathikum.
Dosierung: C12, 1–2 x wöchentlich 5 Globuli

2. Viruskrankheiten der Haut*

Homöopathische Arzneimittel können zu Akutbehandlungen, insbesondere zur Rezidivprophylaxe bei chronisch-rezidivierenden Krankheiten (Herpes labialis) eingesetzt werden.

Folgende Krankheitsbilder werden genannt:

● Herpes simplex
● Herpes zoster
● Erkrankungen durch Papillomviren

---

* Die exanthemischen Erkrankungen im Kindesalter (Kinderkrankheiten) werden im Band »Pädiatrische Praxis der Homöopathie« besprochen.

Herpes simplex

An Auswahlkriterien für das Homöopathikum sind neben der Individualsymptomatik auch Morphologie und Lokalisation und der anamnestisch eruierbare Auslöser wichtig.

Herpes labialis

Symptomatik	Arzneimittel
Folge von Kälte und Nässe	Solanum dulcamara
Im Verlauf eines fieberhaften Infekts	Rhus toxicodendron
Durch intensive Sonnenbestrahlung	Natrium chloratum
Nach Verzehr von Fisch-Speisen	Sepia
Ausbruchstadium des Herpes	Clematis recta
Neigung zur Eiterbildung	Hepar sulfuris

Hinweis: Die *Eigenblut-Behandlung* sollte als biologische Basistherapie bei Rezidiven zusätzlich durchgeführt werden → Seite 138

Solanum dulcamara (Dulcamara)

Herpes durch Erkältung und Durchnässung, als Folge von
raschem Temperaturwechsel (von warm nach kalt).
Dosierung: D6, 3–4 x täglich 5 Tropfen

Rhus toxicodendron

Herpes im Verlauf eines fieberhaften Infekts; Neigung zu
Eiterbildung.
Dosierung: D12, 2–3 x täglich 5 Tropfen

Natrium chloratum

Herpes durch sehr intensive Sonnenbestrahlung, Aufenthalt
am Meer; auch nach Verzehr von Meeresfrüchten. Psychosomatische Reaktionsweise.
Dosierung: D12, 2–3 x täglich 1 Tablette
           D30, 1–2 x wöchentlich 5 Globuli
           (zur Rezidivprophylaxe)

Sepia

Die Herpesbläschen treten vor allem nach Verzehr von Fisch-
Speisen auf. Als Grunderkrankung besteht häufig eine Hepatopathie und/oder eine hormonelle Dysregulation (Zustand
nach Hysterektomie).
Dosierung: D12, 2 x täglich 1 Tablette
           D30, 1–2 x wöchentlich 5 Globuli
           (zur Rezidivprophylaxe)

Clematis recta

Eruptionsstadium mit aufschießenden Bläschen, die sich
spontan öffnen; Krustenbildung. Schmerzen.
Dosierung: D6, 3–4 x täglich 5 Tropfen

Hepar sulfuris

Herpes mit Pustelbildung (bakterielle Superinfektion) und
nachfolgender Krustenbildung und Verschorfung.
Dosierung: D12, 2 x täglich 1 Tablette

Herpes genitalis

Es sind differentialtherapeutisch auch die unter → *Herpes labialis* (Seite 34) aufgeführten Homöopathika zu berücksichtigen.

Symptomatik	Arzneimittel
Herpes mit Lymphadenopathie	Buffo rana
Herpes am Skrotum	Croton tiglium

Hinweis: Die *Eigenblut-Behandlung* sollte als biologische Basistherapie bei Rezidiven zusätzlich durchgeführt werden → Seite 138

Buffo rana

Juckende und brennende Bläschen im Genitalbereich mit
Neigung zur Entzündung; inguinale Lymphadenopathie.
Dosierung: D6, 3 x täglich 1 Tablette

Croton tiglium

Herpes genitalis, überwiegend am Skrotum lokalisiert. Die
Haut ist stark gerötet; Juckreiz, der sich nach Kratzen ver-
schlimmert.
Dosierung: D6, 3 x täglich 5 Tropfen

Herpes-Rezidive

Bei rezidivierenden Herpes-Infektionen sind längerfristig konstitutiotrope Homöopathika notwendig. Die *Eigenblut-Behandlung* kann als biologische Basistherapie durchgeführt werden → Seite 138.
Folgende Konstitutionsmittel sind besonders häufig indiziert:

- Natrium chloratum
- Sepia
- Sulfur
- Thuja occidentalis
- Psorinum-Nosode

Die Auswahl muß nach klassischen Kriterien erfolgen (u.a. umfassende Anamnese etc.) vgl. → *Konstitutionsmittel* (Seite 125).

Herpes zoster

Der Herpes zoster ist eine Zweitinfektion mit dem Varizel-
len-Zoster-Virus. Die Wirkungsprofile der Homöopathika
umfassen sowohl das akute Stadium wie auch die Zoster-
neuralgie, so daß sie zusammenfassend besprochen werden.

Symptomatik	Arzneimittel
Heftige Brennschmerzen	Acidum arsenicosum
Bläschen mit hellem Sekret	Daphne mezereum
Bläschen mit blutiger Sekretion; Interkostalschmerzen	Ranunculus bulbosus
Eitrige Herpesbläschen	Rhus toxicodendron
Schwere Zosterneuralgie	Luesinum-Nosode

Hinweis: Die *Eigenblut-Behandlung* sollte als biologische
            Basistherapie nach Abklingen der Akutsympto-
            matik durchgeführt werden → Seite 138.

Acidum arsenicosum (Arsenicum album)

Herpetiform angeordnete Bläschen mit heftigen Brenn-
schmerzen bei nächtlicher Verschlechterung, Besserung
durch Wärmeanwendung.
Reduzierter Allgemeinzustand, auffallende Begleitsym-
ptome sind Angst und Unruhe.
Dosierung: D12, 2 x täglich 5 Tropfen
D30, 1–2 x wöchentlich 5 Globuli
(Zoster-Neuralgie)

Daphne mezereum (Mezereum)

Herpesbläschen mit hellem Sekret und Neigung zu Verkrustung nach spontaner Eröffnung.
Nach erfolgter Abheilung der Bläschen entwickeln sich
starke Neuralgien; bevorzugte Lokalisationen sind Thorax-
und Gesichtsbereich.
Dosierung: D6, D12, 2–3 x täglich 5 Tropfen

Ranunculus bulbosus

Herpesbläschen, auch mit blutig-serösem Inhalt. Insbeson-
dere (linksseitig) Interkostalschmerzen, heftig brennend.
Deutliche Verschlechterung bei Wetterwechsel sowie bei
Berührung und Bewegung.
Dosierung: D6, D12, 2–3 x täglich 5 Tropfen

Rhus toxicodendron

Anfangs seröse, später auch eitrige Herpes-Bläschen. Bren-
nende und stechende Schmerzen bei deutlicher Verschlech-
terung durch Kälte, Nässe und Wetterumschwung.
Häufig auch Neuritiden im betroffenen Segment.
Dosierung: D12, 2 x täglich 5 Tropfen
D30, 2–3 x wöchentlich 5 Globuli
(Zoster-Neuralgie)

Luesinum-Nosode

Erschöpfende, nächtliche Schmerz-Attacken vor allem bei älteren Menschen.

Dosierung: D30, 1–2 x wöchentlich 5 Globuli und seltener, je nach individueller Reaktion.

Erkrankungen durch Papillomviren

Humane Papillomviren verursachen unter anderem Warzen und Kondylome; die Einteilung wird nach klinischen Gesichtspunkten vorgenommen.

Verrucae planae juveniles

Es handelt sich um multiple, hautfarbene Papeln (»Flachwarzen«).
Im Hinblick auf die uniforme Lokalsymptomatik ist möglichst eine konstitutiotrope Homöotherapie durchzuführen → Seite 125.

Besonders häufig indizierte Konstitutionsmittel sind:

● Acidum silicicum (Silicea)
● Barium carbonicum
● Calcium carbonicum
● Causticum
● Sulfur

Hinweis: Die *Eigenblut-Behandlung* sollte als biologische Basistherapie zusätzlich durchgeführt werden → Seite 138.

Verrucae vulgares et plantares

Verrucae vulgares (»vulgäre Warzen«) sind über das Hautniveau erhabene Effloreszenzen mit unterschiedlicher Konsistenz; Verrucae plantares (»Dornwarzen, Fußwarzen«) wölben sich von der Hautoberfläche kaum vor, sind häufig jedoch von einem Callus bedeckt.

Symptomatik	Arzneimittel
Weiche, gezackte Warzen	Acidum nitricum
Weiche, große Warzen	Thuja occidentalis
Verhornte Warzen	Antimonium crudum
Hornige, rissige Warzen	Causticum

Hinweis: Die *Eigenblut-Behandlung* sollte als biologische Basistherapie zusätzlich durchgeführt werden → Seite 138.

Als Externum kann Podophyllum Ø oder Chelidonium Ø mittels Wattestäbchen aufgetupft werden; die umgebende Haut ist durch eine Fettsalbe zu schützen.

Acidum nitricum

<u>Weiche Warzen mit gezackter Oberfläche, auch gestielt.</u>
Dosierung: D12, 2 x täglich 5 Tropfen

Thuja occidentalis

<u>Weiche, relativ große Warzen von dunkler Farbe,</u> zumeist isoliert stehend; häufig juckend.
Dosierung: D12, 2 x täglich 5 Tropfen

Antimonium crudum

<u>Verhornte, sehr harte Warzen,</u> eher flach (»<u>Dornwarzen</u>«); ausgeprägte Schwielen- und Hornhautbildung.
Dosierung: D12, 2 x täglich 1 Tablette

Causticum

<u>Hornige, rissige Warzen,</u> oft an prominenter Stelle, dabei Gefahr der Verletzung.
Dosierung: D12, 2 x täglich 1 Tablette

Hinweis: In der Literatur werden für diesen Anwendungsbereich auch Höchstpotenzen (z.B. C1000) 3 Globuli als Einmalgabe empfohlen.

Condylomata acuminata

Condylomata acuminata (Feigwarzen) sind spitze Kondylome und müssen differentialdiagnostisch von den breiten Kondylomen der Lues II unterschieden werden.

Symptomatik	Arzneimittel
Leicht blutende Kondylome	Acidum nitricum
Weiche, fleischige Kondylome	Natrium sulfuricum
Kondylome bei seborrhoischer Haut	Thuja occidentalis

Hinweis: Die *Eigenblut-Behandlung* sollte als biologische Basistherapie zusätzlich durchgeführt werden → Seite 138

Acidum nitricum

Weiche Warzen, gestielte Kondylome (»blumenkohlartig«), die bei Berührung leicht bluten; bevorzugte Lokalisation ist der Haut/Schleimhautübergang.

Dosierung: D6, D12, 2–3 x täglich 5 Tropfen

Natrium sulfuricum

Weiche, rote fleischig aussehende Feigwarzen; oft mit einem Fluor vaginalis verbunden. Allgemeine Verschlechterung durch Feuchtigkeit, wie z.B. bei nassem Wetter.

Dosierung: D12, 2 x täglich 1 Tablette
          D30, 1–2 x wöchentlich 5 Tropfen

Thuja occidentalis

Kondylome bei insgesamt seborrhoischem Hautbefund. Dunkler Typus mit Neigung zu rezidivierenden Schleimhautinfekten.

Dosierung: D6, D12, 2–3 x täglich 5 Tropfen
          D30, 1–2 x wöchentlich 5 Tropfen

3. Mykosen der Haut

Die Pilze lassen sich in drei Gruppen

- Dermatophyten
- Hefepilze
- Schimmelpilze

unterteilen, von denen jede mehrere Arten umfaßt (Diagnostik!).

Eine primäre Therapie mit einem Antimykotikum ist je nach Lokalisation und Ausprägung (z.B. Onychomykose) oftmals unumgänglich; die Folge- und Langzeitbehandlung erfordert neben konsequenter Hygiene, diätetischen Maßnahmen und Symbioselenkung längerfristig eine konstitutiotrope Homöotherapie.

Symptomatik	Arzneimittel
Entzündung im Haut/ Schleimhautübergang	Acidum nitricum
Chronifizierender Prozeß	Acidum silicicum
Impetigenisierte Effloreszenzen	Natrium tetraboracicum
Ringförmige Ausbreitung auch im Genitalbereich	Sepia
Chronifizierende Hautprozesse	Sulfur
Juckreiz, übelriechende Sekretion	Psorinum-Nosode

Hinweis: Die *Eigenblut-Behandlung* sollte als biologische Basistherapie zusätzlich durchgeführt werden → Seite 138.

Acidum nitricum

Starke Entzündung, mazerierte Haut; bevorzugte Lokalisation sind intertriginöse Bereiche, sowie Haut/Schleimhautübergänge.
Blutige, übelriechende Sekretion, stechende-schmerzhafte Empfindung; oft reaktionsträger Verlauf.
Dosierung: D12, 2 x täglich 5 Tropfen

Acidum silicicum (Silicea)

Pilzbefall mit chronischer Eiterungstendenz (Panaritium). Neigung zu eingewachsenen, deformierten Nägeln; auffallend ist der übelriechende kalte Fußschweiß. Reaktionsträge Eiterung.
Dosierung: D4, D6, D12, 2 x täglich 1 Tablette
(nach jeweils 4wöchiger Therapie
einwöchige Therapiepause mit anschließendem
Potenzwechsel)

Natrium tetraboracicum (Borax)

Aphthöse Entzündungen; Soor. Impetigenisierte Effloreszenzen perioral und perinasal; schlecht heilende Hautpusteln, ekzematöses Hautbild.
Dosierung: D6, 2 x täglich 1 Tablette

Sepia

Ringförmige Ausbreitung, anfangs krustig, auch bräunlichgelblich gefärbt, später schuppend, trocken-rissig. Juckende Empfindung bei deutlicher Verschlechterung im Winterhalbjahr sowie bei Wasseranwendung.
Bevorzugte Lokalisation im Kopfbereich, aber auch interdigital und im Genitalbereich.
Dosierung: D12, 2 x täglich 5 Tropfen
D30, 1–2 x wöchentlich 5 Globuli

Sulfur

Chronifizierende Eiterungsprozesse bei schmutzig wirkendem Hautbild; unterschiedliche Hauteffloreszenzen mit übelriechender Sekretion.

Dosierung: D12, 1 x täglich 1 Tablette (Reaktion beobachten!)

Psorinum-Nosode

Chronische Eiterungsprozesse an Haut und Nägeln, oft sehr stark juckend. Übelriechende Sekretion bei starken Schweißen.

Dosierung: D30, 1–2 x wöchentlich 5 Globuli und seltener, je nach Reaktion

4. Sexuell übertragene Krankheiten

Sexuell übertragene Krankheiten erfordern eine sorgfältige Diagnostik und eine gezielte antibiotische Therapie. Die Homöotherapie eignet sich ausschließlich zur Nachbehandlung im Sinne einer Resistenzsteigerung sowie zur Therapie unerwünschter Wirkungen der konventionellen Behandlung.

Symptomatik	Arzneimittel
Nachbehandlung	Mercurius bijodatus
Übelriechender, dünn-flüssiger Fluor	Sepia
Dick-schleimige Schleimhaut-Katarrhe	Thuja occidentalis

Hinweis: vgl. auch → *Nachbehandlung bakterieller Hautkrankheiten,* Seite 30.
Die *Eigenblut-Behandlung* sollte als biologische Basistherapie zusätzlich durchgeführt werden → Seite 138

Mercurius bijodatus

<u>Zur Nachbehandlung</u> bei antibiotisch behandelten sexuell übertragenen Krankheiten.
Dosierung: D6, 2 x täglich 1 Tablette

Hinweis: Das Mittel eignet sich zu Therapiebeginn (2 x 4 Wochen mit einwöchiger Therapiepause) auch als Umstimmungsmittel.

Sepia

<u>Dünnflüssiger, übelriechender Fluor</u> von gelb-grünlicher Farbe, vor allem prämenstruell; anstatt der Monatsblutung uncharakteristische Unterbauchschmerzen.
Senkungsbeschwerden.
Dosierung: D6, D12, 2 x täglich 5 Tropfen
D30, 1–2 x wöchentlich 5 Globuli

Thuja occidentalis

<u>Zur allgemeinen Nachbehandlung.</u>
Hinweisend sind die <u>Kondylome und Warzen</u>; allgemein besteht eine Neigung zu rezidivierenden Infekten der Atemwege sowie der ableitenden Harnwege.
Dosierung: D6, D12, 2 x täglich 5 Tropfen
D30, 1–2 x wöchentlich 5 Globuli

Hinweis: Als sogenanntes Zwischenmittel eignet sich Medorrhinum-Nosode D30 (1 Ampulle s.c. in 4wöchigen Abständen)

II Allergische Erkrankungen

Eine Allergie ist eine erworbene spezifische Änderung der Reaktionsfähigkeit des Organismus gegenüber einer körperfremden Substanz infolge einer immunologischen Reaktion. Pseudoallergische Reaktionen zeigen klinisch die Symptome einer Allergie; sie sind jedoch nicht primär immunologisch ausgelöst.

Es sei ausdrücklich darauf hingewiesen, daß Krankheiten, wie z.b. der anaphylaktische Schock oder Reaktionen vom zytotoxischen Typ, keine Indikation für die Homöotherapie sind, während deren Nachbehandlung mit konstitutiotropen Homöopathika durchaus sinnvoll ist. In der Regel können die Reaktionen vom Immunkomplex-Typ ebenfalls nur auf diese Weise behandelt werden, wobei auf die *Eigenblut-Behandlung* als biologische Basistherapie besonders hingewiesen ist → Seite 138.

Das Kapitel ist nach folgenden klinischen Indikationen aufgebaut:

1. Urtikaria, Quincke-Ödem

Symptomatik	Arzneimittel
Urtikaria bei deutlicher Wärmeverschlechterung	Apis mellifica
Folge intensiver Sonnen-bestrahlung	Natrium chloratum
Folge von Kälteeinwirkung	Solanum dulcamara
Urtikaria mit Brennschmerz	Urtica urens
Neigung zu allergischen Reaktionen	Acidum formicicum

Hinweis: Die *Eigenblut-Behandlung* sollte als biologische
            Basistherapie zusätzlich durchgeführt werden
            (im akuten Stadium: C5, 1 x täglich 3 Tropfen)
            → Seite 138

Apis mellifica

Quaddelbildung, ödematöse Schwellung; hellrote bis blasse Hautfarbe, Gefühl von brennender Hitze mit deutlicher Berührungsempfindlichkeit des betroffenen Hautareals. Besserung durch Kälteanwendung, bei Wärme deutliche Verschlechterung.
Dosierung: D6, 3–4 x täglich 5 Tropfen

Natrium chloratum

Urtikaria und »Frieselbildung« bei fettiger oder sehr trockener Haut, vor allem an der Stirn/Haargrenze. Auslöser sind zumeist intensive Sonneneinstrahlung, Aufenthalt am Meer sowie Verzehr von Meeresfrüchten; Mallorca-Akne.
Dosierung: D12, 2 x täglich 1 Tablette
D30, 5 Globuli als Einmalgabe (bedarfsweise Wiederholung)

Solanum dulcamara (Dulcamara)

Urtikaria durch Erkältung und Durchnässung als Folge von raschem Wetter- und Klimawechsel (vom Warm nach Kalt).
Dosierung: D6, 3–4 x täglich 5 Tropfen

Urtica urens

Urtikaria mit starkem Brennschmerz, Jucken bei deutlicher Wärmeverschlechterung.
Dosierung: D4, 3–4 x täglich 5 Tropfen

Acidum formicicum

Akute Hautreaktion (z.B. Quincke-Ödem) bei bekannter allergischer Anamnese; allgemeine Empfindlichkeit gegen Kälte und Nässe.

Auch als Basistherapie in Kombination mit einem Homöopathikum oder in Verbindung mit Eigenblut.

Dosierung: D12, 1–2 x wöchentlich 1 Ampulle i.v.
oder 1–2 x täglich 5 Tropfen;
D200: 1 Ampulle i.v. als Einmalgabe

2. Arzneimittel-Exanthem

Arzneimittelinduzierte Hautveränderungen sind morphologisch oft nicht von Hauterkrankungen anderer Ätiologie zu unterscheiden (Anamnese!).

Symptomatik	Arzneimittel
Haut- und Darmsymptomatik	Okoubaka
Zustand nach Antibiotika-Therapie	Phosphorus
Dermatitis, akneiforme Pusteln	Strychnos nux vomica

Hinweis: Die *Eigenblut-Behandlung* sollte als biologische Basistherapie zusätzlich durchgeführt werden (im akuten Stadium: C5, 1 x täglich 3 Tropfen) → Seite 138

Okoubaka

Unverträglichkeit von chemischen-synthetischen Substanzen; dabei <u>Exanthementwicklung</u> und/oder <u>enteritische Symptome</u>.
Dosierung: D3, 3 x täglich 1 Tablette

Phosphorus

<u>Trocken-schuppendes Exanthem</u> als Folge einer Antibiotika-Therapie; brennende Schmerzen.
Dosierung: D12, 2 x täglich 5 Tropfen
                D30, 5 Globuli als Einmalgabe (bedarfsweise
                Wiederholung) n. G. Köhler

Strychnos nux vomica (Nux vomica)

<u>Polymorphe, arzneimittelinduzierte Exantheme</u>; akneiforme Pusteln.
Dosierung: D6 3 x täglich 5 Tropfen

3. Ekzemkrankheiten

Die Ekzemkrankheiten lassen sich aufgrund ihres klinischen Bildes bestimmten Ekzemtypen, d.h. klinischen Indikationen zuordnen.

Aus Gründen der therapeutischen Übersicht ist eine gewisse Zuordnung von Homöopathika dabei möglich (Organotropie). Zur längerfristigen Behandlung ist die Anwendung von konstitutiotropen Homöopathika notwendig, vgl. → Seite 125.

Im einzelnen werden folgende Indikationen behandelt:

- Kontaktekzem, Seite 58
- Nummuläres Ekzem, Seite 62
- Dyshidrotisches Ekzem, Seite 64
- Seborrhoisches Ekzem, Seite 66

Kontaktekzem

Das allergische Kontaktekzem ist je nach akutem oder chronischem Stadium gemäß Erscheinungsbild zu behandeln. Bei toxisch bedingtem Kontaktekzem ist analog vorzugehen; vgl. auch → *Hautschäden und Hautverletzungen*, Seite 117.

Akutes Stadium

Symptomatik	Arzneimittel
Hochakute Entzündungs-symptomatik	Atropa belladonna
Ödematöse Schwellung	Apis mellifica
Bläschenbildung	Rhus toxicodendron

Hinweis: Die *Eigenblut-Behandlung* sollte als biologische Basistherapie zusätzlich durchgeführt werden (im akuten Stadium: C5, 1 x täglich 3 Tropfen) → Seite 138
Als Externum empfiehlt sich Cardiospermum-Salbe.

Atropa belladonna (Belladonna)

Rötung und Überwärmung der Haut mit hochakuter Entzündungssymptomatik.
Dosierung: D6, anfangs bis stündlich 3 Tropfen

Apis mellifica

Ödematöse Schwellung, Bildung von Quaddeln; hellrote bis blasse Hautfarbe. Gefühl von brennender Hitze mit großer Berührungsempfindlichkeit der betroffenen Hautfläche.
Besserung durch Kälteanwendung.
Dosierung: D6, 3–4 x täglich 5 Tropfen

Rhus toxicodendron

Erysipelartige Schwellung mit Bildung von kleineren Bläschen. Geröteter Hof, wäßrig-seröser Inhalt; Brennschmerzen.
Verschlechterung durch Kälte- und Wasseranwendung.
Dosierung: D12, 2–3 x täglich 5 Tropfen

Chronisches Stadium

Die genannten Homöopathika eignen sich vor allem zur
Initialtherapie.
Längerfristig sind *Konstitutionsmittel* → Seite 125 indiziert.

Symptomatik	Arzneimittel
Trocken-ekzematöse Haut	Acidum nitricum
Schleimartige Sekretion	Calcium carbonicum
Tiefgehende Hautrisse, Brennschmerz	Petroleum
Basisbehandlung	Acidum formicicum

Hinweis: Die *Eigenblut-Behandlung* sollte als biologische
           Basistherapie zusätzlich durchgeführt werden
           → Seite 138
           Als Externum empfiehlt sich Cardiospermum-
           Salbe.

Acidum nitricum

<u>Sehr trockene, zu Rissen neigende ekzematöse Haut,</u>
schmerzhaft und leicht blutend; gelbliche Hautverfärbung,
oft auch Schuppenbildung.
Deutliche Verschlechterung durch Wasseranwendung.
Dosierung: D12, 2 x täglich 5 Tropfen

Calcium carbonicum

<u>Trockene Haut, auch mehlartige Schuppenbildung oder</u>
<u>serös-eitrige Sekretionen.</u> Allgemein eher pastöser Habitus
mit schlaffer Haut. Neigung zu Atemwegskatarrhen mit
Lymphadenopathie.
Dosierung: D12, 2 x täglich 1 Tablette

Petroleum

<u>Sehr tief gehende Risse</u> in den betroffenen Hautstellen, die
<u>Haut wirkt insgesamt schmutzig.</u> Blutungstendenz und
Brennschmerz der Risse. Verschlechterung durch Wasseran-
wendung und in Kälte.
Dosierung: D12, 2 x täglich 5 Tropfen

Acidum formicicum

Als <u>Basisbehandlung bei Dermatosen</u>; auch in Verbindung
mit Eigenblut.
Dosierung: D12, 1–2 x wöchentlich 1 Ampulle i.v.
oder 1–2 x täglich 5 Tropfen;
D200: 1 Ampulle i.v. als Einmalgabe

Nummuläres Ekzem

Münzförmige Anordnung der Ekzemherde, die zu mikrobieller Besiedelung neigen.

Symptomatik	Arzneimittel
Mehlartige Schuppung oder schleimig-eitrige Sekretion	Calcium carbonicum
Ringförmige, trockene Exantheme	Sepia
Anfangs nässende, später stark schuppende Exantheme	Sulfur

Hinweis: Die *Eigenblut-Behandlung* sollte als biologische Basistherapie zusätzlich durchgeführt werden (im akuten Stadium: C5, 1 x täglich 3 Tropfen) → Seite 138
Als Externum empfiehlt sich Cardiospermum-Salbe.

Calcium carbonicum

Trockene Haut, auch mehlartige Schuppenbildung oder schleimig-eitrige Sekretionen. Allgemein eher pastöser Habitus mit schlaffer Haut.
Neigung zu Atemwegskatarrhen mit Lymphadenopathie.
Dosierung: D12, 2 x täglich 1 Tablette

Sepia

Häufig ringförmige, meist sehr trockene Exantheme, auch mit Schuppen und Krusten besetzt. Deutliche Verschlechterung durch Wasser und im Winter. Oftmals hormonelle Dysfunktion.
Dosierung: D12, 2 x täglich 5 Tropfen
D30, 1-2 x wöchentlich 5 Globuli

Sulfur

Vorwiegend an den Streckseiten lokalisierte, anfangs nässende, später stark schuppende und stark juckende Exantheme; oft auch Brennschmerzen. Allgemein schmutzig wirkende Haut.
Dosierung: D12, 1 x täglich 1 Tablette
(Reaktion beobachten!)

Dyshidrotisches Ekzem

Polyätiologisches Krankheitsbild mit juckenden Bläschen,
die auch zu Blasen konfluieren können; die typische Lokalisation ist im Hand- und Fuß-Bereich (Innenflächen).
Häufigste Differentialdiagnose bei Eiterung: Pustulöse Psoriasis der Hände und Füße.

Symptomatik	Arzneimittel
Bläschen, Krustenbildung	Daphne mezereum
Wasserhelle Bläschen, Pustelbildung	Rhus toxicodendron
Bläschen mit Eiterungstendenz	Psorinum-Nosode

Hinweis: Die *Eigenblut-Behandlung* sollte als biologische
            Basistherapie zusätzlich durchgeführt werden
            (im akuten Stadium: C5, 1 x täglich 3 Tropfen)
            → Seite 138
            Als Externum empfiehlt sich Cardiospermum-
            Salbe.

Daphne mezereum (Mezereum)

Mit heller Flüssigkeit gefüllte Bläschen, die sich öffnen und
Krusten bilden. Juckreiz, brennende Schmerzen.
Dosierung: D6, 2 x täglich 5 Tropfen

Rhus toxicodendron

Kleine, anfänglich wasserklare Bläschen, Neigung zu Pustelbildung; starke Brennschmerzen.
Dosierung: D12, 2 x täglich 5 Tropfen

Psorinum-Nosode

Kleine Bläschen mit Eiterungstendenz bei extremem Juckreiz; starke Schweißbildung.
Chronischer Prozeß.
Dosierung: D30 1-2 x wöchentlich 5 Globuli und
seltener, je nach Reaktion

Seborrhoisches Ekzem

Dermatose der seborrhoischen Areale mit schuppenden Erythemen; sie ist häufig mit Pilzbesiedelung verbunden.

Symptomatik	Arzneimittel
Trocken-schuppende Haut	Calcium carbonicum
Fettige, großporige Haut	Graphites
Trockene und fettige Hautpartien	Natrium chloratum
Unreine Haut, mit Eiterungsneigung	Sulfur
Seborrhoische Haut, Komedonen	Thuja occidentalis

Hinweis: Die *Eigenblut-Behandlung* sollte als biologische
           Basistherapie zusätzlich durchgeführt werden
           (im akuten Stadium: C5, 1 x täglich 3 Tropfen)
           → Seite 138
           Als Externum empfiehlt sich Cardiospermum-
           Salbe bei entzündlicher Haut mit Juckreiz,
           Mahonia-aquifolium-Salbe ist bei trocken-
           schuppender Haut anzuraten.

Calcium carbonicum

Trocken-schuppige Haut bei leichter Hautrötung; Befall der Kopfhaut. Anamnestisch Milchschorf, atopischer Formenkreis und chronisch rezidivierende Atemwegskatarrhe. Adipöser Typus.

Dosierung: D12, 2 x täglich 1 Tablette

Graphites

Eher fettige Haut, großporig, unrein mit Eiterungsneigung und übelriechender Sekretion; auch Befall der Kopfhaut. Adynamischer Typ.

Dosierung: D12, 2 x täglich 1 Tablette

Natrium chloratum

Haut-Haargrenze besonders betroffen, fettige und gleichzeitig sehr trockene Hautpartien.
Anfängliche Verschlechterung vor allem am Meer und in der Sonne.

Dosierung: D12, 2 x täglich 1 Tablette

Sulfur

Allgemein sehr unreine Haut mit Neigung zu Eiterungsprozessen; auffallende Unverträglichkeit von Wasseranwendungen.

Dosierung: D12, 1 x täglich 1 Tablette
(Reaktion beachten!)

Thuja occidentalis

Überwiegend sehr fettige Haut, auch mit Neigung zu Komedonenbildung; multiple Warzen.
Anamnestisch bestehen chronisch-rezidivierende Schleimhautkatarrhe der Atemwege und der ableitenden Harnwege.

Dosierung: D12, 2 x täglich 5 Tropfen

4. Photoallergische Hautreaktionen

Bei Allergiekontakt und zusätzlicher Lichtexposition tritt
nach einigen Stunden die Hautreaktion auf, die anfangs als
Erythem und Ödem, später mit Papulo-Vesikeln imponiert.

Symptomatik	Arzneimittel
Bläschen, Pusteln	Acidum hydro-fluoricum
Urtikarielles Exanthem	Hypericum perfora-tum
Exanthem an Haut-Haargrenze	Natrium chloratum
Effloreszenzen mit prä-menstrueller Verschlech-terung	Pulsatilla pratensis

Hinweis: Die *Eigenblut-Behandlung* sollte als biologische
            Basistherapie zusätzlich durchgeführt werden
            (im akuten Stadium: C5, 1 x täglich 3 Tropfen)
            → Seite 138
            Als Externum empfiehlt sich Cardiospermum-
            Salbe.

Acidum hydrofluoricum

<u>Bläschen und Pusteln mit Juckreiz</u>; allgemein reduzierter Hautturgor. Nebenbefund: Spröde und brüchige Nägel.
Dosierung: D12, 2 x täglich 5 Tropfen

Hypericum perforatum

<u>Papulöses oder urtikarielles Exanthem</u>; die Effloreszenzen können sehr formenreich sein.
Dosierung: D6, 2–3 x täglich 5 Tropfen

Natrium chloratum

<u>Bläschenartiges Exanthem mit Neigung zu Pustelbildung</u>, typischerweise an Haut-, Haargrenze.
Charakteristischer Hinweis ist eine atopische Belastung mit Verschlechterung der Hautsymptomatik am Meer und nachfolgender Besserung.
Dosierung: D12, 2 x täglich 1 Tablette

Pulsatilla pratensis

<u>Exanthem</u>, auch <u>nässend, mit Bildung von Papeln und Pusteln</u>; urtikarielles Exanthem.
Prämenstruelle Verschlechterung; Regelanomalien. Ausgeprägte venöse Belastung (Venopathie).
Dosierung: D12, 2 x täglich 5 Tropfen

5. Endogenes Ekzem

Das endogene Ekzem (atopische Dermatitis, Neurodermitis) ist die häufigste Ekzemkrankheit des Kindesalters auf der Basis einer Atopie (vgl. auch → *Inhalationsallergien,* Seite 75).

Die genannten Homöopathika eignen sich zur Initialtherapie; längerfristig muß mit sorgfältig gewählten *Konstitutionsmitteln* behandelt werden; eine *Eigenblut-Behandlung* sollte zusätzlich durchgeführt werden.

Als weitere Basismaßnahmen seien Diätetik und Symbioselenkung sowie eine konsequente psychische Betreuung von Kind und Eltern genannt.

Aus Gründen der besseren Übersicht werden die Homöopathika einer überwiegend *trockenen Form* resp. *nässenden Form* des Exanthems zugeordnet.

Nässende Form

Symptomatik	Arzneimittel
Nässendes Ekzem mit Krustenbildung	Daphne mezereum
Blutende Exkoriation, übelriechend	Kreosotum
Ekzem insbesondere am Kopf	Nerium oleander
Nässendes Ekzem mit katarrhalischen Erscheinungen	Vinca minor

Hinweis: Die *Eigenblut-Behandlung* sollte als biologische Basistherapie zusätzlich durchgeführt werden (im akuten Stadium: C5, 1 x täglich 3 Tropfen) → Seite 138
Als Externum kann Cardiospermum-Salbe angewendet werden.

Daphne mezereum (Mezereum)

Stark juckendes, nässendes Ekzem mit Krustenbildung; schleimig-eitrige Sekretion; auch Bläschenbildung. Verschlechterung durch Waschen und bei Bettwärme.
Dosierung: D6, 3 x täglich 5 Tropfen

Kreosotum

Nässendes, schorf-bildendes Ekzem, sehr übelriechend. Neigung zu blutenden Exkoriationen (»kratzt sich wund«).
Dosierung: D12, 3–4 x täglich 5 Tropfen

Nerium oleander (Oleander)

Juckendes und nässendes Ekzem, insbesondere im Kopfbereich; auch Befall des Gehörganges.
Dosierung: D6, 2–3 x täglich 5 Tropfen

Vinca minor

Nässendes Ekzem, auch mit Bläschenbildung; generalisierter Juckreiz. Häufiges Begleitsymptom sind Entzündungen an Augen und Ohren.
Dosierung: D4, 3 x täglich 5 Tropfen

Trockene Form

Symptomatik	Arzneimittel
Rissige, trocken-spröde Haut	Alumina
Exanthem am Haut-Schleimhautübergang	Petroleum
Krustenbildung	Lycopodium
Anfangs nässendes, später trockenes Ekzem	Graphites

Hinweis: Die *Eigenblut-Behandlung* sollte als biologische Basistherapie zusätzlich durchgeführt werden (im akuten Stadium: C5, 1 x täglich 3 Tropfen) → Seite 138
Als Externum empfiehlt sich Mahonica-aquifolium-Salbe.

Alumina

<u>Rissige, trocken-spröde Haut</u>; leicht verletzbare Haut durch
Kratzen mit anschließendem Bluten.
Allgemein aufgesprungene Haut und Lippen; Obstipations-
neigung.
Dosierung: D12, 1–2 x täglich 1 Tablette

Petroleum

Anfänglich <u>trocken-schrundiges, aber auch nässendes
Ekzem</u>; Lokalisation insbesondere an Haut und Schleim-
häuten. Schmerzhafte Risse an den Fingerspitzen; schlechte
Heilungstendenz.
Dosierung: D12, 1–2 x täglich 5 Tropfen

Lycopodium

<u>Trocken-krustiges Ekzem, tiefe Rißbildung</u> mit deutlicher
Verschlechterung durch Wasseranwendung. Eine typische
Lokalisation ist die Hohlhand.
Hepatogene Belastung.
Dosierung: D12, 1–2 x täglich 1 Tablette

Graphites

Anfangs <u>übelriechendes, nässendes, gelblich gefärbtes
Sekret</u>; später trocken-krustiges Ekzem mit Zeichen der
Lichenifikation, auch mit Rißbildung und weißlich-dicken
Schuppen.
Dosierung: D6, 2–3 x täglich 1 Tablette

6. Inhalationsallergien

Die allergisch bedingten Atemwegserkrankungen wie Pollinosis (Rhinitis allergica) und Asthma bronchiale machen zur längerfristigen Behandlung eine konstitutiotrope Homöopathie notwendig*.
Die Initialtherapie der Pollinosis kann mit den genannten Homöopathika durchgeführt werden.

Symptomatik	Arzneimittel
Reichlich wäßriges Nasen- und Augensekret mit Niesanfällen	Galphimia glauca
Stark gereizte Konjunktiven	Euphrasia officinalis
Scharf brennendes Nasensekret	Sinapis nigra
Wäßriges/dickflüssiges Nasensekret, Gaumenjucken	Schoenocaulon officinale
Allergischer Formenkreis	Propolis

Hinweis: Die *Eigenblut-Behandlung* sollte als biologische Basistherapie zusätzlich durchgeführt werden (im akuten Stadium: C5, 1 x täglich 3 Tropfen) → Seite 138

---

* Vgl. auch Pädiatrische Praxis der Homöopathie, 2. Aufl. Hippokrates Verlag, Stuttgart 1993

Galphimia glauca

Starker Fließschnupfen mit gehäuftem Niesen; Konjunktiven entzündlich gerötet, Tränen. Erschwertes Durchatmen, asthmoide Komponente.
Dosierung: D4, 3–4 x täglich 5 Tropfen

Euphrasia officinalis

Brennend heißes Tränensekret; Blepharospasmus mit Lichtscheu; mildes wäßriges Nasensekret.
Dosierung: D4, 3–4 x täglich 5 Tropfen

Sinapis nigra

Scharf brennendes Nasensekret mit wechselseitiger Nasenschleimhautschwellung, gehäuftes Niesen.
Hitze- und Brenngefühl an den Augen und im Rachenraum.
Dosierung: D4, 3–4 x täglich 5 Tropfen

Schoenocaulon officinale (Sabadilla)

Anfangs wäßriges, danach dickflüssiges Nasensekret, auch mit verlegter Nasenatmung. Gefühl von Brennen an Augen und Nase; starker Juckreiz am Gaumen.
Kreislauflabilität.
Anamnestisch gehäufte Rhino-Sinusitis; bewährt auch bei Hausstaubmilbenallergie.
Dosierung: D6, D12, 2–3 x täglich 5 Tropfen

Propolis

Allergische Reaktionen an den Schleimhäuten mit Augentränen und wäßrigem Nasensekret; ekzematöse Hautbelastung (Atopie).
Dosierung: D4, 3–4 x täglich 5 Tropfen

III Psoriasis

Die Psoriasis ist eine gutartige erbliche Dispositionskrankheit der Haut.

Sonderformen stellen die relativ seltene Psoriasis pustulosa (vgl. auch → die unter *Herpes* genannten Homöopathika, Seite 33) sowie die häufigere Psoriasis arthropathica* dar.

Die genannten Homöopathika eignen sich bevorzugt zur Initial- und Intervalltherapie; längerfristig müssen konstitutiontrope Homöopathika eingesetzt werden. Die *Eigenblut-Behandlung* sollte als biologische Basistherapie zusätzlich durchgeführt werden → Seite 138.

Symptomatik	Arzneimittel
Lokalisation an Armen und Beinen	Corallium rubrum
Starke Schuppenbildung, Verkrustung	Hydrocotyle asiatica
Entzündlich-schuppende Herde	Mahonia aquifolium
Entzündliche Papeln	Sarsaparilla
Externe Vorbehandlung	Sulfur
Basisbehandlung	Acidum formicicum

Hinweis: Zur externen Behandlung eignet sich Mahonia-aquifolium-Salbe

* Vgl. auch Rheumatologisch-orthopädische Praxis der Homöopathie, Hippokrates Verlag, Stuttgart 1989.

Corallium rubrum

Psoriasiforme Plaques, eher purpurfarben mit bevorzugter
Lokalisation an Armen und Beinen.
Dosierung: D4, 2 x täglich 1 Tablette

Hydrocotyle asiatica

Sehr starke Schuppenbildung und auch Verkrustung bei
insgesamt sehr trockenem Hautbild.
Dosierung: D3, 2–3 x täglich 5 Tropfen

Mahonia aquifolium (Berberis aquifolium)

Typische entzündlich-schuppende Herde, vor allem auch im
Gesicht und in behaarten Bereichen. Anamnestisch kann
eine Belastung der Nieren bestehen.
Dosierung: D2, 2–3 x täglich 5 Tropfen
             Mahonia-aquifolium-Salbe

Sarsaparilla

Entzündliche Papeln mit starkem Juckreiz; Schuppenbildung. Die menstruationsbedingte Verschlechterung der Plaques ist ein weiterer Hinweis.
Dosierung: D6, 2 x täglich 5 Tropfen

Sulfur

Zur Initialtherapie bei langjähriger Lokalbehandlung vor
allem mit Kortikoiden.
Allgemein schmutzig wirkendes Hautbild bei Neigung zu
Entzündungen. Hepatopathie.
Dosierung: D12, 1 x täglich 1 Tablette
             D30, 1–2 x wöchentlich 5 Globuli
             (Reaktion beobachten!)

Acidum formicicum

Zur Basisbehandlung auch in Verbindung mit Eigenblut.
Besonders charakteristisch ist die stark gerötete Haut mit
Brennschmerz.
Allgemeine Verschlechterung durch Feuchte und Nässe.
Dosierung: D12, 1–2 x wöchentlich 1 Ampulle i.v.
oder 1–2 x täglich 5 Tropfen;
D200: 1 Ampulle i.v. je nach Reaktion wiederholen.

IV Akne und akneähnliche Hauterkrankungen

Im einzelnen werden folgende klinische Indikationen behandelt:

- Akne, Seite 81
- Rosacea, Seite 86
- Periorale Dermatitis, Seite 88

1. Akne

Die Akne ist eine entzündliche Hauterkrankung besonders talgdrüsenreicher Hautregionen. Je nach Effloreszenzen lassen sich Acne comedonica, Acne papulo-pustulosa und die Acne conglobata unterscheiden.

Symptomatik	Arzneimittel
Komedonen-Akne	Mahonia aquifolium
Seborrhoisches Hautbild, Pusteln	Selenium
Fettig-glänzende Gesichtshaut, Warzenbildung	Thuja occidentalis
Akne-Pusteln bei Mischhaut	Natrium chloratum
Akne juvenilis im Brust-Rückenbereich	Juglans regia
Akne bei prämenstrueller Verschlechterung	Pulsatilla pratensis
Verhärtete Akne-Knoten	Sulfur jodatum
Abgekapselte Akne-Knoten	Kalium bromatum

Als Externum empfiehlt es sich, einen mit Calendula Ø (1:10) getränkten Wattebausch auf die betroffenen Hautstellen aufzulegen und anschließend Echinacea-Salbe oder Hamamelis-Salbe aufzutragen.

Bei Acne comedonica bewährt sich auch Mahonia-aquifolium-Salbe.

Hinweis: Die *Eigenblut-Behandlung* sollte als biologische Basistherapie zusätzlich durchgeführt werden
→ Seite 138

Mahonia aquifolium (Berberis aquifolium)

Unreines Hautbild, seborrhoisch, sehr stark mit Komedonen durchsetzt; Pustelbildung. Stark schuppende Hautareale.
Dosierung: D2, 2–3 x täglich 5 Tropfen

Selenium

Seborrhoisches Hautbild mit zahlreichen Komedonen, zur Eiterung neigende, vergrößerte Talgknoten. Nagelveränderungen; Schweißneigung. Prämenstruelle Verschlechterung der Symptomatik.
Androgenoider Typ.
Dosierung: D12, 1–2 x täglich 1 Tablette
          D30, 1–2 x wöchentlich 5 Globuli

Thuja occidentalis

Seborrhö; auffällige Warzenbildung, die sich als weich, bräunlich und erhaben beschreiben lassen.
Charakteristisch ist die Neigung zu chronisch rezidivierenden Infekten der Atemwege und der ableitenden Harnwege.
Dosierung: D12, 2 x täglich 5 Tropfen
          D30, 1–2 x wöchentlich 5 Globuli

Natrium chloratum

Komedonen und Pusteln vor allem an der Stirn-Haargrenze; eher Mischhaut; auch bei Mallorca-Akne.
Deutliche Verschlechterung durch Aufenthalt am Meer und in der Sonne, danach Besserung der Haut.
Dosierung: D12, 2 x täglich 1 Tablette
          D30, 1–2 x wöchentlich 5 Globuli

Juglans regia

Entzündlich-pustulöses Hautbild (<u>Acne juvenilis</u>) vor allem im Gesicht sowie im Brust- und Rückenbereich.
Dosierung: D4 2-3 x täglich 5 Tropfen

Pulsatilla pratensis

<u>Pusteln</u> und Akne-artige Effloreszenzen <u>bei prämenstrueller Verschlechterung.</u>
Hinweisend sind Regelanomalien, sowie die Unverträglichkeit von fetten Speisen.
Dosierung: D12, 2 x täglich 5 Tropfen

Sulfur jodatum

Komedonen, Papeln und Pusteln; derbe, <u>zur Abkapselung neigende Akneknoten. Furunkel.</u>
Häufiges Begleitsymptom ist eine Obstipation.
Allgemein unreine, großporige, schmutzig wirkende Haut.
Dosierung: D6, 2 x täglich 1 Tablette

Kalium bromatum

<u>Harte, abgekapselte Akneknoten</u> mit bläulicher oder bräunlicher Verfärbung, oft stark juckend.
Bevorzugte Lokalisationen sind Gesicht, Brust- und Rückenbereich.
Dosierung: D6, 2 x täglich 1 Tablette

Nachbehandlung der Akne

Vor allem bei der Acne papulo-pustulosa und Acne conglobata bewährt sich eine Nachbehandlung der häufig kosme-
tisch störenden Narbenreste resp. der oft anhaltenden sicht-
baren Hautveränderungen (Rötung).

Symptomatik	Arzneimittel
Langsam abklingende Entzündung	Arnica montana
Nachbehandlung eröffneter Pusteln	Ruta graveolens
Narbengewebe, Keloid	Acidum silicicum

Hinweis: Lokalmaßnahmen vgl. auch → *Akne,* Seite 81.

Arnica montana

Nur <u>langsam abklingende Entzündung</u> der Akne-Pusteln; immer wieder erneutes Auftreten von furunkelähnlichen Pusteln.
Dosierung: D6, 2–3 x täglich 5 Tropfen

Ruta graveolens

<u>Zur beschleunigten Abheilung</u> der spontan oder artifiziell eröffneten Akne-Pusteln. Wichtiges Arzneimittel zur Nachbehandlung schlecht abheilender Effloreszenzen.
Dosierung: D6, 2–3 x täglich 5 Tropfen

Acidum silicicum (Silicea)

Zur <u>Nachbehandlung von Narbengewebe</u>, auch bei Neigung zu <u>Keloid-Bildung</u>.
Typisch sind auch reaktionsträge Pusteln.
Dosierung: D6, 2 x täglich 1 Tablette
Hinweis: Als Zwischengabe kann Acidum hydrofluoricum D30, 1–2 x wöchentlich 5 Globuli eingesetzt werden

2. Rosacea

Gesichtsdermatose mit Papeln, Pusteln und Teleangiektasien auf entzündlicher Haut; auch Auftreten eines Rhinophyms. Bevorzugt in der 2. Lebenshälfte.

Symptomatik	Arzneimittel
Symmetrische Lokalisation, Teleanglektasien	Arnica montana
Papel- und Pustelbildung, Rhinophym	Aurum metallicum
Bläulich-rote Gesichtsfarbe, Zyanose	Lachesis mutus
Blau-rote, fleckige Hautverfärbung	Artemisia abrotanum

Hinweis: Die *Eigenblut-Behandlung* sollte als biologische Basistherapie zusätzlich durchgeführt werden → Seite 138.
Als Externum empfiehlt sich Artemisia-abrotanum-Salbe.

Arnica montana

Eher symmetrische Lokalisation, rötlich-violette Farbe; Teleangiektasien.
Vollblütiger, stämmiger Typus mit Hypertonie-Neigung.
Dosierung: D12, 2 x täglich 5 Tropfen
D30, 1–2 x wöchentlich 5 Globuli

Aurum metallicum

Gerötetes Gesicht, Neigung zu Papel- und Pustelbildung, auch keratotisches Hautbild. Rhinophym, auch bei Mitbeteiligung der Augen, übelriechende Sekretionen.
Habitus apoplecticus.
Dosierung: D6, D12, 1–2 x täglich 1 Tablette
D30, 1–2 x wöchentlich 5 Globuli

Lachesis mutus

Bläulich-rote Gesichtsfarbe, zyanotisch. Rhinophym; Alkoholabusus.
Pektanginöse Beschwerden; klimakterisches Syndrom.
Unverträglichkeit von Wärme und enganliegender Kleidung.
Dosierung: D12, 1–2 x täglich 1 Tablette
D30, 1–2 x wöchentlich 5 Globuli

Artemisia abrotanum (Abrotanum)

Blaurote, fleckige Hautverfärbung; Neigung zu Frostschäden.
Schlanke Statur trotz reichlichem Appetit; Lymphadenopathie.
Dosierung: D2, 2–3 x täglich 5 Tropfen

3. Periorale Dermatitis

Die periorale Dermatitis ist eine entzündliche Dermatose
unklarer Ätiologie, von der vor allem Frauen jüngeren und
mittleren Alters betroffen sind.
Die Homöotherapie berücksichtigt vor allem die konstitutiotropen Merkmale.

Symptomatik	Arzneimittel
Adynamischer, phleg-matischer Typ	Graphites
Psychosomatische Stigma-tisierung	Natrium chloratum
Perimenopausale Sympto-matik	Sepia

Hinweis: Die *Eigenblut-Behandlung* sollte als biologische
Basistherapie zusätzlich durchgeführt werden
→ Seite 138.

Graphites

Trocken-entzündete Haut oder übelriechende, gelblich
gefärbte Sekretion; Neigung zur Krustenbildung.
Adynamischer, phlegmatischer Typ.
Dosierung: D12, 1–2 x täglich 1 Tablette
D30, 1–2 x wöchentlich 5 Globuli

Natrium chloratum

Häufig entzündete Haut, auch mit Sekretion, die als scharf
und salzig empfunden wird; schuppendes Erythem bei trok-
kener Haut.
Psychosomatische Stigmatisierung (psychisches Trauma).
Beeinflussung der Hautsymptomatik durch Aufenthalt am
Meer und in der Sonne.
Dosierung: D12, 1–2 x täglich 1 Tablette
D30, 1–2 x wöchentlich 5 Globuli

Sepia

Herpetiformes Exanthem, auch papulös bei meist trockener
Haut oder aber seborrhoisches Hautbild mit Pusteln.
Übelriechende Schweißsekretion.
Zustand nach Hysterektomie; perimenopausale Symptoma-
tik.
Dosierung: D12, 1–2 x täglich 1 Tablette
D30, 1–2 x wöchentlich 5 Globuli

V Exanthemische und blasen- bildende Hautkrankheiten

Unter dem Begriff der exanthemischen Hautkrankheiten werden z.B. die Parapsoriasis-Gruppe oder der Lichen ruber zusammengefaßt, deren Ätiologie weitgehend im unklaren liegt.

Zu den blasenbildenden Hauterkrankungen gehören chronisch verlaufende Hautkrankheiten unterschiedlicher Genese wie z.B. die Pemphigus-Krankheiten oder die Dermatitis herpetiformis Duhring.

Der organotrope Therapieansatz zur Initial- und Intervalltherapie berücksichtigt bei der Arzneimittelwahl die Morphologie; je nach Effloreszenzen sind die in anderen Kapiteln beschriebenen Homöopathika zu berücksichtigen. Längerfristig ist jedoch eine konstitutiotrope Behandlung notwendig, die eine individuelle Arzneimittelwahl voraussetzt.

Die *Eigenblut-Behandlung* sollte als biologische Basistherapie zusätzlich durchgeführt werden → Seite 138.

Für eine mögliche Homöotherapie eines Lichen Vidal oder einer zirkumskripten Sklerodermie ist ein analoges Vorgehen notwendig.

VI   Benigne Tumoren und Nävi

Benigne Tumoren entwickeln sich aus der Epidermis resp. den Hautanhangsgebilden; sie können in zahlreichen Formen auftreten.
Zu den häufigsten Tumoren gehören:

1. Seborrhoische Warzen (Alterswarzen), Seite 92
2. Fibrome, Seite 94
3. Zysten (Atherom), Seite 96
4. Nävi, Hämangiome, Seite 98

1. Seborrhoische Warzen

Hellbraune bis schwarze, breitbasige, epidermale Akanthose.

Symptomatik	Arzneimittel
Atrophische Haut, dunkle Warzen	Acidum arsenicosum
Dunkle, auch gezackte Warzen	Lycopodium
Multiple, dunkle Warzen	Thuja occidentalis

Acidum arsenicosum (Arsenicum album)

Schuppende, atrophische Haut mit dunkel-schwärzlichen
Warzen, oft auch brennend-juckende Empfindung.
Dosierung: D12, 1-2 x täglich 5 Tropfen
            D30, 1-2 x wöchentlich 5 Globuli

Lycopodium

Dunkle Warzen, auch gezackt aussehend bei eher dunklem
Teint. Häufig besteht eine Hepatopathie; ekzematöse Bela-
stung.
Dosierung: D12, 1-2 x täglich 1 Tablette
            D30, 1-2 x wöchentlich 5 Globuli

Thuja occidentalis

Multiple Warzen, auch dunkle Alterswarzen; Seborrhö. Ver-
dicktes Hautprofil (Orangenhaut).
Neigung zu rezidivierenden Infekten.
Dosierung: D12, 1-2 x täglich 5 Tropfen
            D30, 1-2 x wöchentlich 5 Globuli

2. Fibrome

Fibrome können als weich gestielte oder derbe Strukturen auftreten.

Die darunter subsumierten Keloide vgl. → *Hautschäden und Hautverletzungen,* Seite 117.

Symptomatik	Arzneimittel
Weiche, gestielte Fibrome	Acidum nitricum
Derbe Fibrome	Acidum silicicum

Acidum nitricum

Eher weiche, <u>gestielte fibromatöse Struktur</u> mit Neigung zur Blutung. Zumeist dunkle Verfärbung.
Dosierung: D12, 2 x täglich 5 Tropfen

Acidum silicicum (Silicea)

Überwiegend <u>derbe, fibromatöse Struktur</u>, Hautfarben. Neigung zu chronischen Eiterungsprozessen (z.B. Fisteln).
Dosierung: D6, 2 x täglich 1 Tablette

3. Zysten

Zysten haben einen Hohlraum und sind von einer epithelia-
len Zystenwand umgeben. Sie treten u.a. als Milien (steckna-
delkopfgroße Zysten) oder als Atherom (Grützbeutel) auf.

Symptomatik	Arzneimittel
Pastöse Typen mit Lymph-adenopathie	Calcium carbonicum
Milien	Delphinium staphi-sagria
Zur Resorption	Sulfur jodatum

Calcium carbonicum

Atherom bei eher <u>pastösen Menschen</u> mit Infektneigung der
Atemwege; <u>Lymphadenopathie.</u> Kopfschweiße.
Dosierung: D6, D12, 1–2 x täglich 1 Tablette

Delphinium staphisagria (Staphisagria)

Bildung von <u>Milien</u> auch mit Entzündungsneigung.
<u>Hohe Rezidivrate.</u>
Dosierung: D6, D12, 2 x täglich 5 Tropfen

Sulfur jodatum

<u>Seborrhoische, furunkulöse Hautbelastung.</u> Zur Resorption
eines Atheroms.
Dosierung: D4, D6, 2 x täglich 1 Tablette

4. Nävi, Hämangiome

Nävi (Muttermale) sind gutartige Fehlbildungen. Sie treten in unterschiedlichen Varianten auf. Eine differentialdiagnostische Abgrenzung zum Melanom ist notwendig!

Hämangiome (Blutschwämmchen) sind gutartige kapilläre Gefäßneubildungen in der Haut; es kann zur spontanen Rückbildung kommen.
Die Homöotherapie orientiert sich vor allem auch an der Individualsymptomatik.

Symptomatik	Arzneimittel
Schlanke Statur, guter Appetit	Artemisia abrotanum
Überstreckbarkeit der Gelenke, Bindegewebsschwäche	Calcium fluoratum
Neigung zu Spontanhämatomen	Phosphorus

Artemisia abrotanum (Abrotanum)

Nävi, Hämangiome, bei <u>Kindern</u> mit großem Appetit und schlanker Statur <u>besonders bewährt</u>.
Dosierung: D2, 2–3 x täglich 5 Tropfen oder 5 Globuli

Calcium fluoratum

Nävi und Hämangiome. Allgemeine <u>Bindegewebsschwäche</u>, Überstreckbarkeit der Gelenke.
Dosierung: D6, D12, 2 x täglich 1 Tablette

Phosphorus

Hämangiome, Nävi; lichtempfindliche Haut. Auffallende Neigung zu Nasenbluten und Bildung von <u>Spontanhämatomen</u>. <u>Eher schlanke Statur.</u>
Dosierung: D12, 1–2 x täglich 5 Tropfen oder 5 Globuli
D30, 1–2 x wöchentlich 5 Globuli

VII Maligne Tumoren

Präkanzerosen, maligne Tumoren und Paraneoplasien bedürfen der konventionellen Diagnostik und Therapie. Begleitend sollte die biologische Krebstherapie trotz ihrer überwiegend empirischen Grundlagen eingesetzt werden. Die genannten Homöopathika verstehen sich als zusätzliche Therapiemöglichkeit und zur Begleitbehandlung von Folgeerscheinungen.

Symptomatik	Arzneimittel
Karzinom-Schmerzen	Acidum arsenicosum
Unerträgliches Brennen, Jucken	Kalium arsenicosum
Blutige Sekrete	Kreosotum
Schleimhaut-Affektionen	Hydrastis canadensis
Zustand nach Radiotherapie	Cadmium sulfuricum
Lymphödem	Acidum hydrofluoricum
Knochenmetastasen	Strontium carbonicum
Anregung des Leber-Stoffwechsels	Lophophytum leandri
Übelkeit, Brechreiz	Strychnos nux vomica

Acidum arsenicosum (Arsenicum album)

Extrem unruhiger Patient mit deutlich reduziertem EZ und
AZ; Todesangst. Starke Schmerzzustände mit nächtlicher
Verschlechterung.
Dosierung: D12, 2 x täglich 5 Tropfen
           D30, 1–2 x wöchentlich 5 Globuli

Kalium arsenicosum

Unerträgliches Brennen und Jucken der Haut; blutende
Exkoriationen. Anamnestisch langjährige therapieresistente
Hauterkrankungen.
Dosierung: D6, 2 x täglich 1 Tablette
           D30, 1–2 x wöchentlich 5 Globuli

Kreosotum

Bei starken Blutungen, blutigen Sekreten, karzinomatösen
und ulzerösen Prozessen; übelriechende und dünnflüssige
Sekrete.
Dosierung: D6, 3–4 x täglich 5 Tropfen

Hinweis: Evtl. im Wechsel mit Hamamelis D3,
                 Bellis perennis als Externum bei exulzerieren-
                 den, stinkenden Hautprozessen (1:10 mit Wasser
                 verdünnt und als getränkte Mullkompresse auf-
                 legen).

Hydrastis canadensis

Bei kachektischen Karzinompatienten als Roborans (Versuch!). Affektionen der Schleimhäute nach Radio- und Chemotherapie.
Dosierung: D3, 3 x täglich 5 Tropfen.

Hinweis: Im täglichen Wechsel mit Thuja occidentalis D4,
                 3 x täglich 5 Tropfen.

Cadmium sulfuricum

Bei <u>Zustand nach Radiotherapie</u> zur Besserung des Allge-
meinzustandes.
Dosierung: D12, 2 x täglich 1 Tablette

Acidum hydrofluoricum

<u>Folgen von Röntgenbestrahlung</u>, insbesondere Strahlungs-
schäden der Haut, sowie Lymphödeme.
Dosierung: D12, 2 x täglich 5 Tropfen

Strontium carbonicum

Bei <u>Knochenschmerzen</u> infolge von Metastasen.
Dosierung: D12, 1–2 x täglich 1 Tablette

Lophophytum leandri (Flor de Piedra)

Zur <u>Anregung des Leberstoffwechsels</u> im Sinne der »Entla-
stung und Toxinausscheidung« unter Chemotherapie.
Dosierung: D6, 2–3 x täglich 1 Tablette

Strychnos nux vomica (Nux vomica)

<u>Übelkeit und Brechreiz</u> infolge von Zytostatika-Therapie.
Dosierung: D4, 3–4 x täglich 1 Tablette

Hinweis: Das Arzneimittel kann auch im Wechsel mit
             Apomorphinum-D3-Tabletten gegeben werden.

VIII   Proktologische Erkrankungen

Zu den proktologischen Erkrankungen gehören Analekzem, Analfissur, Hämorrhoiden und Analthrombose.

1. Analekzem, Analfissur

Symptomatik	Arzneimittel
Fissura ani	Acidum nitricum
Fissura ani mit Hämorrhoiden	Krameria triandra
Analekzem	Alumina
Insuffizienz des Analsphinkters	Aloe
Abszedierender Prozeß	Hepar sulfuris
Fistelnde Prozesse	Acidum silicicum
Pruritus ani, Hämorrhoiden	Sulfur

Hinweis: Neben analhygienischen und diätetischen Maßnahmen (weicher Stuhl) bewähren sich Sitzbä-
der mit Eichenrindenextrakt, anschließende
Anwendung von Paeonia- oder Hamamelis-
Salbe.

Acidum nitricum

Fissura ani mit starken Splitterschmerzen, die lange anhalten; Blutungsneigung. Hämorrhoiden.
Dosierung: D6, 2–3 x täglich 5 Tropfen

Krameria triandra (Ratanhia)

Fissura ani mit Hämorrhoiden; Brennen und Jucken am After, auch mit nässenden Schleimhautsekretionen.
Dosierung: D4, 3 x täglich 5 Tropfen

Alumina

Analekzem bei trockener und rissiger Haut; atonische Obstipation. Häufig chronifizierende Verläufe.
Dosierung: D12, 2 x täglich 1 Tablette

Aloe

Sphinkterschwäche mit unkontrollierbarem Stuhl- und Urinabgang. Blutende Hämorrhoiden.
Dosierung: D3, 2–3 x täglich 5 Tropfen

Hepar sulfuris

Abszedierende Entzündung, auch bei paraproktitischen Abszessen. Nach Eröffnung und Eiterabfluß auch zur Anregung der Granulation.
Dosierung: D12, 2–3 x täglich 1 Tablette

Acidum silicicum (Silicea)

Bei chronisch eiternden und fistelnden Prozessen, z.B. Analfisteln bei M. Crohn.
Dosierung: D6, D12, 2 x täglich 1 Tablette
D30, 1–2 x wöchentlich 1 Tablette

Sulfur

Pruritus ani: After schmerzhaft und wund, stark gerötet. Hämorrhoiden; obstipierter oder auch durchfälliger Stuhl. Ekzemneigung, Hepatopathie.
Dosierung: D12, 1 x täglich 1 Tablette
(Reaktion beobachten!)

2. Hämorrhoiden, Analthrombosen

Hämorrhoidalleiden erfordern als Basistherapie eine ausgewogene Kost, da häufig eine Obstipation vorliegt.
Bei einer Analthrombose ist oftmals eine chirurgische Intervention notwendig.

Symptomatik	Arzneimittel
Hämorrhoidalleiden	Myrrhis odorata
Hämorrhoiden infolge Obstipation bei Reizmittelabusus	Strychnos nux vomica
Nässende, entzündlich gereizte Hämorrhoiden	Paeonia officinalis
Hämorrhoiden bei Hepatopathie	Silybum marianum
Analthrombose	Crotalus horridus

Hinweis: Vgl. die unter → *Phlebologische Erkrankungen und Beschwerden* genannten Homöopathika, Seite 108.

Myrrhis odorata

Hämorrhoidalleiden bei inneren und äußeren Hämorrhoiden.

Dosierung: D3, 3 x täglich 5 Tropfen
(10%ige Salbe als Rezeptur)

Strychnos nux vomica (Nux vomica)

Schmerzhafte Hämorrhoiden, nicht blutend.
Verschlechterung nach dem Stuhlgang; Obstipation bei Reizmittelabusus.
Dosierung: D6, D12, 2–3 x täglich 1 Tablette

Paeonia officinalis

Entzündlich gereizte Hämorrhoiden mit starker Berührungsempfindlichkeit; nässende Tendenz.
Schmerzen während und nach der Defäkation. Analfissur (nässend); Pruritus ani.
Dosierung: D3, 3 x täglich 5 Tropfen
(10%ige Salbe als Rezeptur)

Silybum marianum (Carduus marianus)

Hämorrhoiden bei Hepatopathie; Obstipation.
Dosierung: D3, 3 x täglich 1 Tablette

Crotalus horridus

Akute Analthrombose mit typischen Entzündungszeichen; dunkel schwärzliche Verfärbung der Thrombose, Umgebung entzündlich geschwollen.
Dosierung: D12, anfangs 1 x täglich 1 Ampulle i.v. oder i.m., nach Abklingen des akuten Prozesses peroral D12, 2 x täglich 5 Tropfen.
Bei starker Entzündung: Crotalus horridus D12 und Echinacea D4 als Mischinjektion i.v. oder i.m. gemäß obigem Dosierungsschema.

IX Phlebologische Erkrankungen und Beschwerden

Erkrankungen des venösen Systems sind sehr häufig und bedürfen einer konsequenten Therapie. Die nachstehende Einteilung ist ein orientierender Anhaltspunkt.

Als Basisbehandlung sind physikalische Maßnahmen unumgänglich. Als Externa bewähren sich (vgl. → Seite 123):

– bei Varikose: Sabdariffa-Salbe
– bei Stauungsdermatose: Cardiospermum-Salbe
– beim Ulcus cruris varicosum: Calendula-Salbe

Das Kapitel ist eingeteilt in:

1. Phlebitis

Entzündung der oberflächlichen Venen;
Differentialdiagnose: Phlebothrombose (Cave)

Symptomatik	Arzneimittel
Beginnende Entzündungs-symptomatik	Atropa belladonna
Akute Phlebitis	Lachesis mutus
Phlebitis nach Trauma	Arnica montana
Rezidivierende Phlebitiden	Hamamelis virginiana

Atropa belladonna (Belladonna)

Akute, plötzlich einsetzende Entzündung mit Rötung und
Schwellung der betroffenen Venenabschnitte; starke Berüh-
rungsempfindlichkeit.
Dosierung: D6, anfangs stündlich 3 Tropfen

Lachesis mutus

Hochakute Phlebitis mit Entzündungszeichen. Starke
Schmerzempfindlichkeit bei deutlicher Wärmeunverträg-
lichkeit.
Dosierung: D12, anfangs 1 x täglich 1 Ampulle i.v. oder i.m.,
nach Abklingen des hochentzündlichen Stadi-
ums peroral D12 (2 x täglich 5 Tropfen).
Bei starker Entzündung: Lachesis D12 und Echinacea D4 als Mischinjektion i.v. oder i.m. gemäß
obigem Dosierungsschema.

Arnica montana

Phlebitis infolge eines Traumas. Hauteinblutungen; Zer-
schlagenheitsgefühl. Ulcus cruris varicosum.
Dosierung: D6, D12, 2–3 x täglich 5 Tropfen
D30, 1–2 x wöchentlich 5 Globuli

Hamamelis virginiana

Schmerzhafte, berührungsempfindliche Varizen von dunkel-
bläulicher Farbe; Neigung zu rezidivierenden Entzündungen, Gefäßfragibilität.
Zerschlagenheitsgefühl am ganzen Körper.
Dosierung: D4, 3 x täglich 5 Tropfen

Hinweis: Hamamelis-Tinktur als Externum (1:10 verdünnt) zur Lokalbehandlung.

2. Chronisch venöse Insuffizienz

Die organotropen Homöopathika erfassen in ihrem Wirkungsprofil sowohl die Varikose wie auch die Stauungsdermatose, sowie das Ulcus cruris variocosum.

Symptomatik	Arzneimittel
Varikose; Hämorrhoidalleiden	Aesculus hippocastanum
Chronisch venöse Insuffizienz	Calcium fluoratum
Ulkus, Dermatose	Silybum marianum
Ulkus mit übelriechender Sekretion	Carbo vegetabilis
Therapieresistentes Ulkus, Dermatose	Sulfur

Aesculus hippocastanum

Venöse Belastung (konstitutionell) mit Bildung von Varizen und Hämorrhoiden. Neigung zu Ulcus cruris varicosum. Schmerzhaft geschwollene Beine; Obstipation. LWS-Syndrom.

Dosierung: D4, D6, 2 x täglich 5 Tropfen, auch mit Zwischengabe von Calcium fluoratum D30, 1–2 x wöchentlich 5 Globuli.

Calcium fluoratum

Es besteht eine konstitutionelle Bindegewebsschwäche. Venöse Stauungen mit Varizenbildung, Dermatose, auch Ulcus cruris varicosum. Deutliche Wärmeverschlechterung.

Dosierung: D6, D12, 1–2 x täglich 1 Tablette
D30, 1–2 x wöchentlich 5 Globuli.
Als Zwischengabe bewährt sich Acidum silicicum (Silicea) D30, 1–2 x wöchentlich 5 Globuli.

Silybum marianum (Carduus marianus)

Chronisch venöse Insuffizienz, auch Hämorrhoidalleiden. Ulcus cruris varicosum. Hepatogene Belastung, Neigung zu Obstipation.

Dosierung: D3, 3 x täglich 1 Tablette

Carbo vegetabilis

Ulcus cruris bei Varikose. Bläulich schwarzer Untergrund bei marmorierter Umgebung; übelriechendes Sekret. Die Schmerzen werden als sehr brennend empfunden.
Kardiopulmonale Beschwerden bei starkem Meteorismus.

Dosierung: D12, 1–2 x täglich 5 Tropfen
D30, 1–2 x wöchentlich 5 Globuli

Sulfur

Ulcus cruris varicosum, Varikose; <u>allgemein schmutzig wirkendes Hautbild.</u> Neigung zu rauher schrundiger Haut; Eiterungstendenz.
Dosierung: D12, 1 x täglich 1 Tablette
               (Reaktion beobachten).

114

X Arterielle Erkrankungen und Beschwerden

Die Einteilung in funktionelle und organische Gefäßkrankheiten läßt sich mit den Wirkungsprofilen der Homöopathika korrelieren (Organotropie); demnach sind massive Gefäßläsionen wie z.B. das Gangrän eine Grenze für die Homöotherapie.

Symptomatik	Arzneimittel
Mikroangiopathie	Artemisia abrotanum
Durchblutungsstörungen	Espeletia grandiflora
Raynaudsyndrom	Nicotiana tabacum
Claudicatio intermittens, Gangrän	Secale cornutum
Gangrän	Kreosotum
Gangrän mit Sepsisneigung	Lachesis mutus

Hinweis: Als Externa bewähren sich Echinacea-Salbe, Artemisia-abrotanum-Salbe und Calendula-Salbe.

Artemisia abrotanum (Abrotanum)

Mikroangiopathien mit Parästhesien, Schmerzen bei deutlicher Verschlechterung durch Kälte, Nässe und Nebel.
Dekubitus-Prophylaxe.
Dosierung: D3, 3 x täglich 5 Tropfen

Espeletia grandiflora

Periphere Durchblutungsstörungen, Claudicatio intermittens, auch infolge von Nikotinabusus.
Dosierung: D3, 3 x täglich 5 Tropfen

Nicotiana tabacum (Tabacum)

Krämpfe und Schmerzen in den Muskeln, Parästhesien, Lähmungsgefühl. Kältegefühl am ganzen Körper, kaltschweißig; Angstzustände.
Dosierung: D6, 2–3 x täglich 5 Tropfen

Secale cornutum

Kribbeln, Taubheit, Brennschmerzen, Kältegefühl; Ohrensausen und Schwindelgefühl. Versuch bei trockener Gangrän.
Dosierung: D4, D6 2–3 x täglich 1 Tablette

Kreosotum

Übelriechende, scharfe, blutige Sekretion bei sehr starken Schmerzen; Tendenz zu Ulzeration. Feuchte Gangrän.
Dosierung: D6, 2 x täglich 5 Tropfen

Lachesis mutus

<u>Dunkler Ulkusrand, sehr starke Entzündungszeichen,</u> übel-
riechendes, blutiges Sekret. Deutliche Unverträglichkeit von
Wärme.

Dosierung: D12, 1 x täglich 1 Ampulle i.v. oder i.m. (oder
           2 x täglich 5 Tropfen)

Hinweis: Bei feuchter Gangrän mit Sepsisneigung hat
             sich folgende Mischinjektion i.v. bewährt.
             Zur Initialtherapie:
                      Lachesis D12
                      Echinacea D4
                      Pyrogenium D30 aa

       danach: Lachesis D12
                      Echinacea D4
                      Mercurius solubilis D12 aa
                      2 x täglich 1 Ampulle bis zum Abklin-
                      gen der Akutsymptomatik (maximal
                      10 Tage!).

XI Hautschäden und Hautverletzungen

Hautschäden und Hautverletzungen können mechanisch bedingt sein; in der Folge bilden sich Blasen, Schwielen und Clavi (»Hühneraugen«).
Die Hautveränderungen durch Kälte und Hitze (Verbrennungswunde) lassen sich je nach Grad und Ausmaß homöopathisch behandeln; dies gilt auch für die Verbrennungsfolgen (Narbe; Keloid).

Symptomatik	Arzneimittel
Schwielenbildung, Clavus	Antimonium crudum
Clavus; Narbengewebe; Keloid	Causticum
Hautrötung	Atropa belladonna
Blasenbildung	Lytta vesicatoria
Narben, Keloid	Graphites
Narbengewebe	Acidum hydrofluoricum

Hinweis: Zur externen Behandlung → Seite 123.

Antimonium crudum

Sehr starke Schwielenbildung; Verhornung an Handflächen
und Fußsohlen; Bildung von Clavi.
Dosierung: D12, 1–2 x täglich 1 Tablette
            D30, 1–2 x wöchentlich 5 Globuli

Causticum

Schwielenbildung, Clavi.
Zustand nach Verbrennung mit Keloidbildung. Neigung zu
Gewebsschrumpfung.
Dosierung: D6, 2 x täglich 1 Tablette

Atropa belladonna (Belladonna)

Hautrötung, Hitzegefühl; starker Brennschmerz.
Dosierung: D6, anfangs bis stündlich 3 Tropfen

Lytta vesicatoria (Cantharis)

Verbrennungen mit Blasenbildung; starke Schmerzen.
Dosierung: D6, anfangs bis stündlich 3 Tropfen

Graphites

Schmerzen, Beschwerden durch Bildung von Narbengewebe; Keloid.
Dosierung: D4, D6, 2 x täglich 1 Tablette

Hinweis: Die Narben können ein- bis dreimal in mehrwö-
           chigen Abständen mit Formicain und Calcium
           fluoratum D12 als Mischampulle unterspritzt
           werden (Störfeldbehandlung).

Acidum hydrofluoricum

Bildung von Narbengewebe, welches sehr stark juckend ist.
Neigung zu Hyperhydrosis.
Dosierung: 3 x täglich 5 Tropfen

XII Erkrankungen der Haare

Bei den Erkrankungen der Haare ist die Alopezie das am häufigsten vorkommende Erscheinungsbild; die möglichen Ursachen sind trotz subtiler Diagnostik häufig nicht feststellbar.

Längerfristig sind konstitutiotrope Homöopathika notwendig, wobei vor allem neben der Lokalisation der Alopezie auch die Causa (»Folge von . . .«) eine differentialtherapeutische Rolle spielt.

Eine milde, konsequente Haarpflege ist Voraussetzung für eine erfolgversprechende Therapie.

Symptomatik	Arzneimittel
Erschöpfungs- zustände	Acidum phosphoricum
Seborrhö	Selenium
Hormonumstellung	Sepia
Allgemeinerkrankungen	Thallium aceticum
Basisbehandlung	Acidum formicicum

Hinweis: Vgl. auch → *Mykosen der Haut,* Seite 46.

Acidum phosphoricum

Haarausfall und Grauwerden der Haare infolge von psychi-
schen und physischen Erschöpfungszuständen, wie z.B.
Kummer, Aufregung, Sorge, Überarbeitung.
Dosierung: D6, D12, 2 x täglich 5 Tropfen

Selenium

Haarausfall bei seborrhoischem Kopfekzem; unreine Ge-
sichtshaut mit starker Komedonenbildung; Pusteln.
Dosierung: D6, D12, 2 x täglich 1 Tablette

Sepia

Haarausfall infolge von Hormonumstellungen, wie z.B. nach
der Entbindung oder in der Menopause.
Auch bei Zustand nach Hysterektomie/Ovarektomie.
Dosierung: D12, 2 x täglich 1 Tablette
              D30, 1–2 x wöchentlich 5 Globuli

Thallium aceticum

Haarausfall als Folge von Allgemeinerkrankungen.
Dosierung: D12, 1–2 x täglich 1 Tablette

Acidum formicicum

Zur Basisbehandlung der verschiedenen Alopezie-Formen;
auch in Verbindung mit Eigenblut.
Dosierung: D12, 1–2 x täglich 1 Ampulle i.v. oder i.m.
              (1–2 x täglich 5 Tropfen peroral)
              D200, 1 Ampulle i.v. oder i.m.
              (Reaktion beobachten)

XIII   Erkrankungen der Nägel

Erkrankungen der Nägel und Nagelveränderungen können
verschiedenste Ursachen haben (angeboren oder erwor-
ben); eine mikrobiologische und mykologische Diagnostik
ist notwendig.

Symptomatik	Arzneimittel
Deformierte, brüchige Nägel	Acidum hydrofluoricum
Weiche Nägel Paronychien, Panaritium	Acidum silicicum
Verdickte, wulstige Nägel	Antimonium crudum
Mißgestaltete Nägel	Sepia
Basisbehandlung	Acidum formicicum

Hinweis: Vgl. auch → *Entzündliche Prozesse*, Seite 23.

Acidum hydrofluoricum

Deformierte, brüchige Nägel. Auch bei rezidivierenden Panaritien.
Dosierung: D12, 2 x täglich 5 Tropfen

Acidum silicicum (Silicea)

Gespaltene, deformierte, sehr weiche Nägel. Rezidivierende Paronychien und Panaritien. Mykose.
Dosierung: D4, D6, D12, 2 x täglich 1 Tablette

Antimonium crudum

Verdickte, brüchige Nägel. Schwielenbildung. Dornwarzen.
Dosierung: D6, D12, 2 x täglich 1 Tablette

Sepia

Mykosen; leicht abblätternde und spröde Nägel, die mißgestaltet und gelblich aussehen.
Hormonelle Dysfunktion.
Dosierung: D12, 2 x täglich 1 Tablette
          D30, 1–2 x wöchentlich 5 Globuli

Acidum formicicum

Zur Basisbehandlung bei Nagelmykosen, auch mit Eigenblut.
Dosierung: D12, 1–2 x wöchentlich 1 Ampulle i.v. oder 2 x
          täglich 5 Tropfen peroral
          D200, 1 Ampulle i.v. oder i.m. (je nach Reaktion)

XIV Extern anwendbare Homöopathika

Entsprechend dem homöopathischen Therapieansatz einer systemischen Wirkung hat die Applikation von Externa einen adjuvanten Stellenwert. Zusätzlich zur peroralen oder parenteralen Anwendung des Homöopathikums kann eine Lokalbehandlung durchgeführt werden, wozu bevorzugt pflanzliche Homöopathika in Form von Salben oder Tinkturen eingesetzt werden. Dabei sind folgende Anwendungs- und Dosierungshinweise zu beachten:

- Salbe, Creme: 2–3 x täglich großflächig auf die Haut auftragen und leicht einmassieren (Locus dolendi); u.U. auch Salbenverband anlegen.
- Tinktur: Mit abgekochtem Wasser 1:10 verdünnt zu Umschlägen.

Hinweis: Auf eine mögliche Sensibilisierung gegen Inhaltsstoff und Salbengrundlage ist zu achten.

Arzneimittel	Arzneiform*	Anwendungsgebiet
Artemisia abrotanum (Abrotanum)	S	Perniones; Dekubitus-Neigung
Arnica montana	S, T	Hämatom, traumatisch bedingte Hautverletzung ohne Hautdefekt
Bellis perennis	T	Quetschungen, Verstauchung mit Hautblutung
Calendula officinalis	S, T	Verletzungen und Wunden mit Haufdefekt; Ulcus cruris varicosum
Cardiospermum halicacacabum	S, C	Allergische Hauterkrankungen; Sonnenallergie
Echinacea angustifolia	S, T	Entzündliche Hautverletzungen; Ulcus cruris varicosum
Hamamelis virginiana	S, T	Phlebitis; leichte Hautverletzungen
Mahonia aquifolium	S	Trockene Hautausschläge, z.B. Schuppenflechte
Ledum palustre	T	Infizierte Stichwunden, z.B. Insektenstiche
Sabdariffa	S	Chronisch venöse Insuffizienz

* S = Salbe, C = Creme, T = Tinktur

XV Konstitutionsmittel

Konstitutionell wirkende Homöopathika erfassen »die Gesamtheit der Symptomatik« (psychisch-somatisch) und werden bevorzugt zur Langzeitbehandlung und von daher bei chronischen Erkrankungen eingesetzt; sie sind die Via regia einer homöopathischen Behandlung.

Das Konstitutionsmittel muß mittels einer umfassenden homöopathischen Anamnese bestimmt werden; scheinbar äußerliche Merkmale wie z.b. dick/dünn oder aber einzelne Symptome sind für die korrekte Arzneimittelwahl nicht ausreichend. Die für dermatologische und allergologische Erkrankungen häufig angezeigten Konstitutionsmittel werden mit den relevanten psychischen und somatischen Merkmalen kurz charakterisiert*.

---

* Vgl. W. Gawlik: Arzneimittelbild und Persönlichkeitsportrait.
   Hippokrates, Stuttgart 1990

Acidum arsenicosum (Arsenicum album)

Große Angst, Ruhelosigkeit, sehr schreckhaft und überempfindlich gegen äußere Eindrücke.

Angst vor dem Alleinsein; ausgeprägte Ordnungsliebe, insgesamt sehr gewissenhaft. Konstitutionsmittel mit deutlicher Affinität zu chronifizierenden Haut- und Schleimhauterkrankungen, die typischerweise im Wechsel auftreten (Asthma bronchiale/Neurodermitis). Es können sämtliche Organbereiche entzündlich und degenerativ betroffen sein. Schmerzzustände werden als stark brennend empfunden, es besteht eine deutliche Verschlechterung um Mitternacht, Periodizität der Krankheitserscheinungen.

Dosierung: D12, 2 x täglich 5 Tropfen
             D30, 1–2 x wöchentlich 5 Globuli

Acidum nitricum

Schwäche, innere Unruhe und ärgerliche Gereiztheit mit Zornausbrüchen bis hin zu Ausfälligkeiten. Beständiges Frieren und Frösteln bei mangelnder Eigenwärme, gleichzeitig jedoch Neigung zu Hitzewallungen und Schweißausbrüchen. Vor allem nachts treten starke und säuerlich riechende Schweiße auf. Chronische Entzündungen an den Schleimhäuten sowie im Haut- und Schleimhaut-Übergangsbereich. Befindensverschlechterung durch Nässe und Kälte sowie bei Wetterwechsel.

Dosierung: D12, 2 x täglich 5 Tropfen
             D30, 1–2 x wöchentlich 5 Globuli

Acidum silicicum (Silicea)

Empfindsamer, niedergedrückter Mensch; mangelndes Selbstvertrauen; angstvolle Träume. Kinder sind eher zurückhaltend introvertiert, ältere Menschen zeigen die Symptome der Arteriosklerose.
Blasse Hautfarbe, schlaffe Muskulatur. Rezidivierende Entzündungen der Haut und Schleimhaut mit übelriechender Sekretion bei Neigung zu Chronifizierung.
Verschlechterung durch Kälte und Nässe sowie Zugluft; Besserung durch Wärme.
Dosierung: D12, 2 x täglich 1 Tablette
D30, 1–2 x wöchentlich 5 Globuli

Alumina

Hastige, ängstliche, vorzeitig gealterte Menschen mit innerer Unruhe und Zittern, ständiger Bewegungsdrang. Mangel an Vitalität, Lebensschwäche.
Charakteristisch ist die Trockenheit der Haut und Schleimhaut mit Neigung zu Spasmen; trockene Katarrhe der Atemwege; krampfartige Gastro-Enteritiden; Obstipation und Analfissur.
Starke Hautbelastung, Dyskeratose und Ekzem bei schlechter Heilungstendenz.
Dosierung: D12, 2 x täglich 1 Tablette
D30, 1–2 x wöchentlich 5 Globuli

Antimonium crudum

Kleinkinder sind eher mürrisch, übelgelaunt bei Neigung zu Übergewicht.
Ältere Menschen sind eher reizbar, verdrießlich und interesselos.
Gastro-intestinale Erkrankungen. Proliferierende, ekzematöse Hauterkrankungen mit Warzenbildung und Nagelwachstumsstörungen. Befindensverschlechterung durch Temperaturextreme.
Dosierung: D12, 2 x täglich 1 Tablette
D30, 1–2 x wöchentlich 5 Globuli

Arnica montana

Kräftiger, muskulöser Mensch mit dem typischen Aussehen
»Blutfülle« und vermehrter Hautdurchblutung (»hoher Blut-
druck«).
Deutliche Affinität zum arteriellen und venösen System.
Chronisch-venöse Insuffizienz.
Wichtiges Mittel, welches die Folgezustände von Unfällen,
Verletzungen, Anstrengungen erfaßt. Deutliche Verschlech-
terung durch Bewegung und Berührung.
Dosierung: D12, 2 x täglich 5 Tropfen
               D30, 1–2 x wöchentlich 5 Globuli

Aurum metallicum

Geistig und körperlich wenig aktives Kind, aber auch wider-
spruchsvoll mit Zornausbrüchen. Retardierte Entwicklung.
Im Erwachsenenalter: typischer Pykniker mit Phasen von
Apathie und Betriebsamkeit. Habitus apoplecticus; depres-
sive Verstimmung einerseits, Jähzorn und Wutanfälle ande-
rerseits.
Chronifizierende Erkrankungen von Herz und Kreislauf.
Schleimhauterkrankungen der Atemwege. Hautleiden, vor
allem Ekzem, Psoriasis.
Dosierung: D12, 2 x täglich 1 Tablette
               D30, 1–2 x wöchentlich 5 Globuli

Barium carbonicum

Psychische und physische Entwicklungsverzögerung; ängstlich furchtsam. Unterfunktion inkretorischer Drüsen. Neigung zu Erkältungskrankheiten mit chronifizierenden
Schleimhautkatarrhen, adenoide Wucherungen, Lymphadenopathie. Mißtrauische ängstliche, kindische Greise mit arte-
riosklerosebedingten Beschwerden. Ausgeprägte Befindensverschlechterung durch Kälte und Nässe.
Dosierung: D12, 2 x täglich 1 Tablette
               D30, 1–2 x wöchentlich 5 Globuli

Bromum

Heller, blonder Typ, heiteres Wesen. Auffallend ist das Unwohlsein und die Ängstlichkeit im Dunkeln. Klagt über Vergeßlichkeit.

Chronische Lymphdrüsenschwellung, rezidivierende Atemwegsinfekte.

Starke Hautbelastung mit pustulösen Ausschlägen (Akne, Furunkulose).

Große Empfindlichkeit gegen Zugluft; Unverträglichkeit von Sonnenbestrahlung.

Dosierung: D12, 2 x täglich 1 Tablette
D30, 1–2 x wöchentlich 5 Globuli

Calcium carbonicum

Kinder sind träge, frostig mit wenig geistigen und körperlichen Energien. Adipös oder abgemagert mit aufgetriebenem Abdomen. Verspätetes Laufen- und Sprechenlernen. Bei Erwachsenen: Depressive Stimmungslage, mangelnde Spannkraft, rasche Ermüdbarkeit.

Pastöses Gewebe bei Neigung zu verschleppten Krankheitszuständen mit Lymphadenopathie, chronifizierende Hauterkrankungen (Gneis, Neurodermitis); säuerlich reichende Kopfschweiße.

Verschlechterung durch feucht-kaltes Wetter.

Dosierung: D12, 2 x täglich 1 Tablette
D30, 1–2 x wöchentlich 5 Globuli

Calcium fluoratum

Überaktiver, oft aggressiver und hypomaner Mensch mit mangelnder Selbstdisziplin. Eher schwach entwickelte Muskulatur, schlaffe Bänder und primär überstreckbare Gelenke. Ausgeprägte Haut- und Schleimhautbelastungen z.B. Ekzem, Bronchitis mit Lymphadenopathie.

Dosierung: D12, 2 x täglich 1 Tablette
D30, 1–2 x wöchentlich 5 Globuli

Calcium phosphoricum

Lebhafter, wendiger und agiler Mensch, häufig unentschlossen und ungeduldig, schreckhaft. Rezidivierende Atemwegsinfekte, Beschwerden am Stütz- und Bewegungsapparat.
Bevorzugt werden pikante und geräucherte Speisen.
Große Empfindlichkeit gegen Kälte und Nässe.
Dosierung: D12, 2 x täglich 1 Tablette
               D30, 1–2 x wöchentlich 5 Globuli

Causticum

Argwöhnisch, ängstlich, überempfindlich; benötigt Zuwendung. Kinder sind empfindsam, fürchten sich in der Dunkelheit.
Gehäufte Infekte der Atemwege; Dermatosen (Ekzem, Warzen, Hyperkeratosen).
Dosierung: D12, 2 x täglich 1 Tablette
               D30, 1–2 x wöchentlich 5 Globuli

Delphinium staphisagria (Staphisagria)

Eher zurückhaltendes, auch hypochondrisches Verhalten; sexuell überbetont. Beschwerden und Erkrankungen infolge von psychischen Traumen wie Beleidigung, Demütigung, Kränkung; Bezug zu Übergängen der verschiedenen Lebensphasen (Pubertät, Klimakterium).
Erkrankungen infolge von Operationen und Verletzungen.
Rezidivierende Entzündungen am Auge, Erkrankungen im Uro-Genitalbereich, chronische Hauterkrankungen.
Dosierung: D12, 2 x täglich 5 Tropfen
               D30, 1–2 x wöchentlich 5 Globuli

Graphites

Mangelndes Selbstbewußtsein; apathisch, oft rasch ermüdbar. Adipöser Habitus; hormonale Insuffizienz mit der Physiognomie einer hypothyreoten Stoffwechsellage.
Rezidivierende Entzündungen am Auge (Blepharus, Konjunktivitis, Hordeolum) und im Bereich der Atemwege.
Dyspeptische Beschwerden mit Obstipation und Flatulenz.
Ausgeprägte Neigung zu trocken-rissigen oder nässenden Ekzemen; rissige Nägel.
Dosierung: D12, 2 x täglich 1 Tablette
D30, 1-2 x wöchentlich 5 Globuli

Jodum

Ausgeprägte Ruhelosigkeit, große Reizbarkeit. Tätigkeitsdrang trotz geistiger und körperlicher Erschöpfung.
Ständiges Hitzegefühl, dabei feucht-kalte Extremitäten und Achselschweiß.
Rezidivierende Infekte der Atemwege mit Lymphadenopathie; Beschwerden Herz und Kreislauf.
Entzündliche Prozesse der Haut, wie Acne vulgaris, Furunkel, papulo-pustulöses Hautbild.
Dosierung: D12, 2 x täglich 1 Tablette
D30, 1-2 x wöchentlich 5 Globuli

Lycopodium

Geistig sehr lebhafter, mißtrauischer und zur Hypochondrie neigender Mensch. Vorgealtertes Aussehen, Hagerkeit am Oberkörper und meteoristisch aufgetriebenes Abdomen. Beschwerden im Magen-Darmbereich. Hepatopathie; venöse Belastung (Ulcus cruris varicosum). Ekzematöse Hautleiden.
Dosierung: D12, 2 x täglich 1 Tablette
D30, 1-2 x wöchentlich 5 Globuli

Magnesium carbonicum

Sprunghafter, nervös gereizter Mensch mit launischem Verhalten; er hat keine Widerstandskraft und keine Ausdauer. Kinder sind überängstlich und nervös; ständiges Schreien auch ohne geringsten Anlaß. Rezidivierende Gastro-Enteritiden bei Unverträglichkeit von Milch und Milchspeisen. Trockene, schuppende, schorfige Haut bei Säuglingen und kleinen Kindern.
Erkrankungen und Beschwerden von Herz und Kreislauf sowie des Verdauungstraktes. Hautleiden (Ekzem) der Erwachsenen.
Dosierung: D12, 2 x täglich 1 Tablette
D30, 1–2 x wöchentlich 5 Globuli

Natrium chloratum

Verschlossener, abweisender nachtragender Mensch; depressive Verstimmung, lehnt den Zuspruch ab (»stiller Kummer«), aber auch häufiges Weinen. Beschwerden als Folgezustand von psychischen Traumen.
Im somatischen Bereich treten Beschwerden infolge von Unverträglichkeit durch starke Sonnenbestrahlung und Aufenthalt am Meer auf. Auffallend ist das Verlangen nach würzig-scharfen Speisen und großes Durstgefühl; Appetit vermehrt, dabei jedoch keine Gewichtszunahme.
Sehr trockene Haut und Schleimhäute. Disposition zu atopischem Formenkreis.
Dosierung: D12, 2 x täglich 1 Tablette
D30, 1–2 x wöchentlich 5 Globuli

Phosphorus

Intelligenter, lebhafter, sensitiver Mensch; rasch erschöpfbar und müde, wobei auch nur kleine Ruhepausen erholsam wirken.

Überempfindlich gegen Sinneseindrücke jeglicher Art. Schwächezustand nach Erkrankungen und Blutverlusten, im Kindes- und Jugendalter, während der Gravidität und Stillzeit. Auffallend sind die schwer stillbaren Blutungen und die Hämatombildung auch nach geringfügigen Traumen. Schmerzzustände am Stütz- und Bewegungsapparat. Rezidivierende Atemwegserkrankungen.

Dosierung: D12, 2 x täglich 5 Tropfen
            D30, 1-2 x wöchentlich 5 Globuli

Pulsatilla pratensis

Blonder, hellhäutiger, weichlicher Typ (feminin), schüchtern und sehr trostbedürftig. Häufiges Weinen, aber auch mißmutig und depressiv. Labile Stimmungslage, wechselndes Temperament; auffällig ist der Wechsel der Symptomatik nach Art und Lokalisation. Regelanomalien, prämenstruelle Verschlechterung der Symptomatik.

Große Erkältungsneigung bei zähen, gelb-grünlichen Schleimabsonderungen. Venöse Belastungen, rheumatoide Schmerzen; ekzematöse Hauterkrankungen.

Dosierung: D12, 2 x täglich 5 Tropfen
            D30, 1-2 x wöchentlich 5 Globuli

Selenium

Gedrückte Stimmungslage, schreckhaft, menschenscheu; große sexuelle Reizbarkeit. Funktionelle und organische Beschwerden der Geschlechtsorgane.

Seborrhoische, ekzematöse Hauterkrankungen.

Dosierung: D12, 2 x täglich 1 Tablette
            D30, 1-2 x wöchentlich 5 Globuli.

Sepia

Launenhafte und reizbare, »verbrauchte« Frauen. Rascher Stimmungswechsel, Gleichgültigkeit, Lebensüberdruß; entwickelt Haßgefühle gegen den Angehörigen unter Vernachlässigung ihrer Aufgaben.
Dunkle, pigmentreiche Haut, Hitzewallungen mit Frieren, übelriechender Schweiß. Gehäufte Migräneattacken; Cholezysto- und Hepatopathie. Regelanomalien. Chronische Hauterkrankungen wie Ekzem und Psoriasis.
Dosierung: D12, 2 x täglich 1 Tablette
D30, 1–2 x wöchentlich 5 Globuli

Strychnos nux vomica (Nux vomica)

Jähzorniger, streitbarer hypochondrischer Mensch infolge Überarbeitung. Großes Verlangen nach Reiz- und Genußmittel, danach Befindensverschlechterung.
Beschwerden am Gesamtverdauungstrakt; rheumatoide Schmerzzustände.
Dosierung: D12, 2 x täglich 1 Tablette
D30, 1–2 x wöchentlich 5 Globuli

Sulfur

Gut genährter, bulliger Mensch; nörgelnd und unzufrieden. Typisch ist das starke Hitzegefühl am gesamten Körper, auffallende Rötung der Körperöffnungen mit Brennschmerz sowie übelriechendem Körpergeruch (Typ I).
Schlanker, hagerer, blasser Mensch, der schnell ermüdet; Sonderling (Typ II).
Großer Appetit insbesondere nach gewürzten Speisen mit auffallender Müdigkeit nach dem Essen.
Die Haut ist rauh, unrein, wirkt schmutzig, übler Körpergeruch. Venöse Belastung; Entzündungsneigung der Haut.
Dosierung: D12, 2 x täglich 1 Tablette
D30, 1–2 x wöchentlich 5 Globuli
CAVE: Erstverschlimmerung!

Thuja occidentalis

Träger, unzufriedener Mensch, aber auch streitsüchtig und boshaft; fixe Ideen. Chronisch rezidivierende Schleimhautkatarrhe der Atemwege, des Magen-Darm-Traktes, des Urogenitalbereiches. Starke Hautbelastung mit proliferativen Prozessen wie Polypen, Papillome oder Warzen; seborrhoischer Hautstatus.

Typisch ist auch die Erstmanifestation oder Exazerbation insbesondere von Hauterkrankungen durch Impfungen.

Dosierung: D12, 2 x täglich 1 Tablette
D30, 1–2 x wöchentlich 5 Globuli

Zincum metallicum

Bedrückter, müder, schweigsamer Mensch; innere Unruhe, Rastlosigkeit, vor allem auch nachts. Häufig treten Krankheitsbeschwerden als Folgezustände von »unterdrückten« Krankheitsausscheidungen auf (z.B. Sekret, Exanthem): Es bestehen deutliche psycho-somatische Zusammenhänge.

Hinweis: Bei besonders guter Übereinstimmung des Phänotyps (personotroper Bereich) hat sich die Arzneistärke »Q VI« (LM VI) bewährt; Dosierung je nach Reaktion wie z.B. 2–3 x wöchentlich 3 Globuli.

Nosoden*

Nosoden werden als Zwischenmittel bei chronischen Krankheiten eingesetzt, auch um ein besseres Ansprechen der konstitutiotropen Homöopathika zu bewirken.

Tuberkulinum (Koch)

Schlanker, leicht erschöpfbarer Mensch; »unruhiger Geist«; ständiger Wechsel der Symptomatik. Große Anfälligkeit gegen Klimawechsel und Kälte. Hauterkrankungen wie z.B. Neurodermitis.
Dosierung: D30, D200 (s.u.).

Psorinum

Schlanker, frostiger Mensch, der psychisch stark belastet ist. Minderwertigkeitsgefühle. Atopischer Formenkreis, wechselweises Auftreten von Haut- (Ekzem) und Schleimhaut- (Asthma bronchiale) Erkrankungen.
Schmutzig wirkendes, seborrhoisches Hautbild. Juckreiz; übelriechende Schweiße.
Dosierung: D30, D200 (s.u.)

Medorrhinum

Reizbarkeit, Überempfindlichkeit, neurotische Züge. Konzentrationsstörungen, Neigung zu Legasthenie.
Rezidivierende Entzündungen (Schleimhautkatarrhe) der Atemwege und des Urogenitaltraktes. Verschiedenste Hauterkrankungen wie Verrucae, Polypen, nässendes Ekzem mit stark übelriechender Sekretion.
Dosierung: D30, D200 (s.u.).

---

* Vgl. G. Köhler: Lehrbuch der Homöopathie. Band I, 6. Aufl., Hippokrates, Stuttgart 1993

Luesinum

Unruhiges, phasenweise aggressives Kind, auch boshaft, hinterlistig. Ältere, hager wirkende Menschen mit auffallenden psychischen Reaktionen.
Exantheme von bräunlich-roter Farbe (»Kupferflecken«); Alopezie.
Dosierung: D30, D200 (s.u.)

Hinweis: D30 im Abstand von 4 Wochen, insgesamt 3 x sowie abschließend
D200 1 x (jeweils 5 Globuli als Einmalgabe).
alternativ: D200 in mehrmonatigen Abständen.

XVI Eigenblut-Behandlung

Als biologische Basistherapie kann die Behandlung mit Eigenblut bezeichnet werden. Sie ist insbesondere bei Schleimhauterkrankungen (Heuschnupfen, Asthma bronchiale; rezidivierende Harnwegsinfekte) sowie bei Hauterkrankungen (Acne vulgaris, Neurodermitis, Ekzem) und Folgezuständen von Infekten (z.b. Zustand nach Phlegmone) indiziert. Im Hinblick auf die empirischen Beobachtungen wird sie als eine unspezifische Umstimmungstherapie verstanden.

Dabei werden folgende Möglichkeiten genannt, die entsprechend dem Alter des Patienten eingesetzt werden können.

- Eigenblut: venös entnommenes Eigenblut (0,2–0,5 ml) wird allein oder zusammen mit einem Arzneimittel (s.u.) i.m. injiziert.
- Eigenblutnosode: kapillär entnommenes Eigenblut (1 Tropfen) wird nach homöopathisch-pharmazeutischen Vorschriften weiter verarbeitet (potenziert) und als Dilution peroral appliziert (bevorzugt in der Pädiatrie).

Eigenblut

Möglich ist die Behandlung mit Eigenblut (0,2–0,5 ml) zusammen mit

Formica rufa D6 oder D12
im wöchentlichen Wechsel mit
Cortison D12 oder D30

als Mischinjektion i.m. über 10 Wochen. Nach einer vierwöchigen Pause kann die Behandlung erneut durchgeführt werden.

Eigenblutnosode

1 Tropfen Patientenblut
+
99 Tropfen Ethanol 36%:
gemischt und 10 x kräftig geschüttelt
→ C1 (= erste Centesimalpotenz).

1 Tropfen C1
+
99 Tropfen Ethanol 36%:
gemischt und 10 x kräftig geschüttelt
→ C2 (= zweite Centesimalpotenz).
usw.

(Die Herstellung der benötigten Potenzen kann über die Apotheke als Rezeptur erfolgen, wobei der Ausgangsstoff die 1. Centesimalpotenz darstellt.)

Übliche Arzneistärken (Potenzen) und deren *Dosierung* sind

C5: 3 x pro Woche morgens nüchtern 5 Tropfen,
C7: 2 x pro Woche morgens nüchtern 5 Tropfen,
C9: 2 x pro Woche morgens nüchtern 5 Tropfen,
C12: 1 x pro Woche morgens nüchtern 5 Tropfen,
       jeweils über 4 Wochen.

Literaturhinweise

Als Basistext empfiehlt sich für das vorliegende Buch

Wiesenauer, M.: Praxis der Homöopathie, Hippokrates, Stuttgart 1985.

Als weiterführende Literatur – allgemein und speziell – empfehlen sich

Braun, A.: Methodik der Homöopathie, 4. Aufl., Sonntag, Stuttgart 1992

Charette, G.: Homöopathische Arzneimittellehre, 6. Aufl., Hippokrates, Stuttgart 1991

Gawlik, W.: Homöopathie und konventionelle Therapie, 2. Aufl., Hippokrates Stuttgart 1992

Köhler, G.: Lehrbuch der Homöopathie, Band 1, 6. Aufl., Hippokrates, Stuttgart 1993
– Lehrbuch der Homöopathie, Band 2, 2. Aufl., Hippokrates, Stuttgart 1991

Mezger, J.: Gesichtete homöopathische Arzneimittellehre, 6. Aufl., Haug, Heidelberg 1993

Quilisch, W.: Die homöopathische Praxis, 4. Aufl., Hippokrates, Stuttgart 1993

Schimmel, K.-Ch. (Hrsg.): Lehrbuch der Naturheilverfahren, Band 1, 2. Aufl., Hippokrates Stuttgart 1990
– Lehrbuch der Naturheilverfahren, Band 2, 2. Aufl., Hippokrates, Stuttgart 1990

Periodika

Allgemeine homöopathische Zeitung, Haug Verlag, Heidelberg

Erfahrungsheilkunde, Haug Verlag, Heidelberg

Ärztezeitschrift für Naturheilverfahren, Med.-lit. Verlag, Uelzen

Zeitschrift für Phytotherapie, Hippokrates Verlag, Stuttgart

Adressenverzeichnis

Deutscher Zentralverein homöopathischer Ärzte (DZVhÄ)
Münsterstr. 10, 53111 Bonn

Ärztegesellschaft für Erfahrungsheilkunde
Fritz-Frey-Straße 21, 69121 Heidelberg

Zentralverband der Ärzte für Naturheilverfahren (ZÄN)
Bismarckstraße 3, 72250 Freudenstadt

Über diese Adressen können die Termine für die Fortbildungsveranstaltungen in der Bundesrepublik Deutschland erfragt werden.

Alle drei Ärzte-Gesellschaften veranstalten auch die Weiterbildungskurse für die Zusatzbezeichnungen »Homöopathie« und »Naturheilverfahren«.
Die Genehmigung zum Führen der Titel wird von der zuständigen Landesärztekammer ausgesprochen.

Arzneimittelverzeichnis

Sachverzeichnis

Homöopathische Externa

Calendumed®

Zus.: 100 g Salbe enth.: 10 g Calendula Urtinktur, HAB 1.
Salbengrundlage: Wollwachs, Dickflüssiges Paraffin, Eucerinum® anhydricum, Gereinigtes Wasser.

Dos.: Soweit nicht anders verordnet, Calendumed® je nach Bedarf mehrmals täglich dünn auftragen bzw. leicht einmassieren. Die Calendumed® Salbe ist besonders geschmeidig, wenn sie nicht zu kühl aufbewahrt wird.
Die Ringelblume, Calendula officinalis, wird hauptsächlich äußerlich zur Förderung der Wundheilung verwendet. Ihre Inhaltsstoffe – u. a. ätherische Öle – wirken entzündungshemmend und granulationsfördernd. Deshalb wird Calendula zur Behandlung von Wunden und schlecht heilenden Geschwüren, bei Quetsch- und Rißwunden sowie bei Erfrierungen und leichteren Verbrennungen der Haut, z. B. auch bei Sonnenbrand, angewendet.

Packungsgr.: OP mit 50g Salbe, OP mit 200 g Salbe

Halicar®, Halicar® fettarm

Zus.: Halicar®: 100 g Salbe enth.: 10 g Cardiospermum Urtinktur, HAB 1.
Salbengrundlage: Wollwachs, Dickflüssiges Paraffin, Eucerinum® anhydricum, Gereinigtes Wasser
Zus.: Halicar® fettarm: 100 g Salbe enth.: 10 g Cardiospermum Urtinktur, HAB 1.
Salbengrundlage: Ö/W-Emulsion auf Fettsäureesterbasis.

Dos.: Soweit nicht anders verordnet, Halicar®/-fettarm Salbe je nach Bedarf mehrmals täglich dünn auftragen bzw. leicht einmassieren.
In der Homöopathie wird Cardiospermum vor allem bei entzündlichen, von Juckreiz begleiteten Hauterkrankungen angewendet. Bei der äußerlichen Anwendung von Cardiospermum auf der Haut kommt es zu einer raschen Linderung des Juckreizes und zum Abklingen der allergisch-entzündlichen Reaktionen wie Rötung oder einer eventuell auftretenden Schwellung. So läßt sich z. B. auch die Überreaktion auf Insektenstiche schnell beseitigen.

Packungsgr.: OP mit 50 g Salbe, OP mit 200 g Salbe

Rubisan®

Wirkstoff: Mahonia aquifolium Urtinktur
Zus.: 100 g Salbe enth.: 10 g Mahonia aquifolium Ø nach Vorschrift 4a HAB 1.
Salbengrundlage: Wollwachs, Dickflüssiges Paraffin, Wollwachsalkohole, Cetylstearylakohol, weiße Vaseline.

Anw.: Die Anwendungsgebiete entsprechen dem homöopathischen Arzneimittelbild. Dazu gehören trockene Hautausschläge, z. B. bei der Schuppenflechte zwischen den akuten Schüben.

Gegenanz.: Nicht anwenden bei Überempfindlichkeit gegen Bestandteile der Salbengrundlage.

Nebenw.: Es können sogenannte Erstverschlimmerungen vorkommen, die jedoch ungefährlich sind. Die für die Salbengrundlage verwendeten Hilfsstoffe können in seltenen Fällen zu allergischen Hautreaktionen führen.

Wechselw.: Nicht bekannt.

Dos.: Soweit nicht anders verordnet, zur Langzeitbehandlung 2- bis 3mal täglich auf die betroffenen Hautstellen auftragen und leicht einmassieren.

Hinweis: Bei Entstehen von Pusteln in den befallenen Hautbereichen oder beim Auftreten von Gelenkbeschwerden ist die Rücksprache mit dem Arzt erforderlich.

Packungsgr.: OP mit 50 g Salbe, OP mit 100 g Salbe

Deutsche Homöopathie-Union, DHU Karlsruhe
Fixe Kombinationen homöopathischer Einzelmittel (Komplexmittel) in der Dermatologie

Graphites
Pentarkan® S

Pkt. 50   – Tabletten –

Zus.: 1 Tab. enth.: *Arzneilich wirksame Bestandteile:* Graphites Trit. D3 25 mg, Sulfur Trit. D4 25 mg, Mercurius solubilis Hahnemanni Trit. D8 25 mg, Causticum Hahnemanni Trit. D3 (nach Vorschrift 7, HAB 1) 25 mg, Arsenicum album Trit. D5 25 mg.
Weitere Bestandteile: Lactose 1 H$_2$O, Magnesiumstearat

Anw.: Das Anwendungsgebiet von Graphites Pentarkan S leitet sich aus den Arzneimittelbildern der fünf Einzelbestandteile ab. Die Kombination wirkt bei:
Ekzemen

Gegenanz.: Bisher nicht bekannt.

Nebenw.: Nach Anwendung kann verstärkt Speichelfluß auftreten, das Präparat ist dann niedriger zu dosieren oder abzusetzen.
Hinweis: Bei Einnahme von homöopathischen Arzneimitteln können sich die vorhandenen Beschwerden vorübergehend verschlimmern (Erstverschlimmerung). In diesem Fall sollten Sie Ihren Arzt befragen und das Präparat gegebenenfalls absetzen.

Wechselw.: Bisher nicht bekannt.

Dos.: Soweit nicht anders verordnet, bei akuten Beschwerden in den ersten 1–2 Tagen stündlich 1–2 Tabletten bis zum Eintritt einer Besserung einnehmen. Zur nachfolgenden Behandlung 3mal täglich 1–2 Tabletten einnehmen.
Kinder unter 12 Jahren nehmen, soweit nicht anders verordnet, bei akuten Beschwerden in den ersten 1–2 Tagen alle 2 Stunden 1 Tablette. Zur nachfolgenden Behandlung wird 3mal täglich 1 Tablette gegeben. Tabletten vorzugsweise langsam im Mund zergehen lassen.
Es empfiehlt sich, die Behandlung mit Graphites Pentarkan S nach Rücksprache mit Ihrem Arzt über einen längeren Zeitraum durchzuführen.

Packungsgr.: OP mit 200 Tabletten.

Hepar sulfuris
Pentarkan®

Ptk. 53   – Tabletten –

Zus.: 1 Tabl. enth.: *Arzneilich wirksame Bestandteile:* Hepar sulfuris Trit. D5 (nach Vorschrift 6, HAB 1) 25 mg, Calcium hypophosphorosum Trit. D2 (nach Vorschrift 6, HAB 1) 25 mg, Apis mellifica Trit. D5 25 mg, Echinacea Trit. D1 25 mg, Silicea Trit. D5 25 mg.
Weitere Bestandteile: Lactose 1 H$_2$O, Magnesiumstearat

Anw.: Das Anwendungsgebiet von Hepar sulfuris Pentarkan leitet sich aus den Arzneimittelbildern der fünf Einzelbestandteile ab. Die Kombination wirkt bei:
Chronischen, eitrigen Hauterkrankungen wie z. B. Akne vulgaris

Gegenanz.: Bisher nicht bekannt.

Nebenw.: Bisher nicht bekannt.
Hinweis: Bei Einnahme von homöopathischen Arzneimitteln können sich die vorhandenen Beschwerden vorübergehend verschlimmern (Erstverschlimmerung). In diesem Fall sollten Sie Ihren Arzt befragen und das Präparat gegebenenfalls absetzen.

Wechselw.: Bisher nicht bekannt.

Dos.: Soweit nicht anders verordnet, bei akuten Beschwerden in den ersten 1–2 Tagen stündlich 1–2 Tabletten bis zum Eintritt einer Besserung einnehmen. Zur nachfolgenden Behandlung 3mal täglich 1–2 Tabletten einnehmen.
Kinder unter 12 Jahren nehmen, soweit nicht anders verordnet, bei akuten Beschwerden in den ersten 1–2 Tagen alle 2 Stunden 1 Tablette. Zur nachfolgenden Behandlung wird 3mal täglich 1 Tablette gegeben. Tabletten vorzugsweise langsam im Mund zergehen lassen.
Es empfiehlt sich, die Behandlung mit Hepar sulfuris Pentarkan nach Rücksprache mit Ihrem Arzt über einen längeren Zeitraum durchzuführen.

Packungsgr.: OP mit 200 Tabletten

Homöopathische Einzelmittel lassen sich oft in sinnvoller Weise zu sogenannten Komplexmitteln kombinieren (s. a. Einleitung S. 10). Die Pentarkane sind Beispiele dafür. Diese Homöopathika beinhalten bewährte Einzelmittel, die sich im Hinblick auf eine Leitindikation ergänzen Bei jeweils gleichem Hauptanwendungsgebiet wird so auf eine größere Palette von Einzelsymptomen abgezielt. Dies erleichtert die Arzneimittelwahl gerade in der täglichen Praxis.

Deutsche Homöopathie-Union, DHU Karlsruhe
Fixe Kombinationen homöopathischer Einzelmittel (Komplexmittel) in der Dermatologie

Silicea Pentarkan® S

Pkt. 78 – Tabletten –

Zus.: 1 Tab. enth.: *Arzneilich wirksame Bestandteile:* Silicea Trit. D5 25 mg, Arnica Trit. D2 25 mg, Calcium fluoratum Trit. D5 25 mg, Thuja Trit. D5 25 mg. *Weitere Bestandteile:* Lactose 1 H$_2$O, Magnesiumstearat.

Anw.: Das Anwendungsgebiet von Silicea Pentarkan S leitet sich aus den Arzneimittelbildern der vier Einzelbestandteile ab. Die Kombination wirkt bei: **Bindegewebsschwäche und deren Folgen wie z. B. Wundheilungsstörungen, Wachstumsstörungen der Haare und Nägel, Cellulitis und Striae gravidarum**

Gegenanz.: Bisher nicht bekannt.

Nebenw.: Bisher nicht bekannt.
Hinweis: Bei Einnahme von homöopathischen Arzneimitteln können sich die vorhandenen Beschwerden vorübergehend verschlimmern (Erstverschlimmerung). In diesem Fall sollten Sie Ihren Arzt befragen und das Präparat gegebenenfalls absetzen.

Wechselw.: Bisher nicht bekannt.

Dos.: Soweit nicht anders verordnet, bei akuten Beschwerden in den ersten 1–2 Tagen stündlich 1–2 Tabletten bis zum Eintritt einer Besserung einnehmen. Zur nachfolgenden Behandlung 3mal täglich 1–2 Tabletten einnehmen.
Kinder unter 12 Jahren nehmen, soweit nicht anders verordnet, bei akuten Beschwerden in den ersten 1–2 Tagen alle 2 Stunden 1 Tablette. Zur nachfolgenden Behandlung wird 3mal täglich 1 Tablette gegeben. Tabletten vorzugsweise langsam im Mund zergehen lassen.
Es empfiehlt sich, die Behandlung mit Silicea Pentarkan S nach Rücksprache mit Ihrem Arzt über einen längeren Zeitraum durchzuführen.

Packungsgr.: OP mit 200 Tabletten

Sulfur Pentarkan® S

Ptk. 84 – Tabletten –

Zus.: 1 Tab. enth.: *Arzneilich wirksame Bestandteile:* Sulfur Trit. D4 25 mg, Belladonna Trit. D3 25 mg, Mercurius solubilis Hahnemanni Trit. D8 25 mg, Myristica sebifera Ø = D1 (nach Vorschrift 5a, HAB 1) 2,5 mg, Silicea Trit. D5 25 mg. *Weitere Bestandteile:* Lactose 1 H$_2$O, Magnesiumstearat

Anw.: Das Anwendungsgebiet von Sulfur Pentarkan S leitet sich aus den Arzneimittelbildern der fünf Einzelbestandteile ab. Die Kombination wirkt bei: **Akuten eitrigen Hauterkrankungen wie z. B. Furunkel und Abszesse**

Gegenanz.: Bisher nicht bekannt.

Nebenw.: Nach Anwendung kann verstärkt Speichelfluß auftreten, das Präparat ist dann niedriger zu dosieren oder abzusetzen.
Hinweis: Bei Einnahme von homöopathischen Arzneimitteln können sich die vorhandenen Beschwerden vorübergehend verschlimmern (Erstverschlimmerung). In diesem Fall sollten Sie Ihren Arzt befragen und das Präparat gegebenenfalls absetzen.

Wechselw.: Bisher nicht bekannt.

Dos.: Soweit nicht anders verordnet, bei akuten Beschwerden in den ersten 1–2 Tagen stündlich 1–2 Tabletten bis zum Eintritt einer Besserung einnehmen. Zur nachfolgenden Behandlung 3mal täglich 1–2 Tabletten einnehmen.
Kinder unter 12 Jahren nehmen, soweit nicht anders verordnet, bei akuten Beschwerden in den ersten 1–2 Tagen alle 2 Stunden 1 Tablette. Zur nachfolgenden Behandlung wird 3mal täglich 1 Tablette gegeben. Tabletten vorzugsweise langsam im Mund zergehen lassen. Es empfiehlt sich, die Behandlung mit Sulfur Pentarkan S nach Rücksprache mit Ihrem Arzt über einen längeren Zeitraum durchzuführen.

Packungsgr.: OP mit 200 Tabletten

Urtica Pentarkan®

Ptk. 86 – Tropfen –

Zus.: 100 g Lösung enth.: *Arzneilich wirksame Bestandteile:* Urtica Dil. D2 (nach Vorschrift 2a, HAB 1) 10,0 g, Apis mellifica Dil. D2 10,0 g, Belladonna Dil. D3 10,0 g, Calcium carbonicum Hahnemanni Dil. D6 1,0 g, Dulcamara Dil. D2 10,0 g. *Hilfsstoff:* Ethanol. Enthält 55 Vol.-% Alkohol.

Anw.: Das Anwendungsgebiet von Urtica Pentarkan leitet sich aus den Arzneimittelbildern der fünf Einzelbestandteile ab. Die Kombination wirkt bei: **Juckenden, entzündlichen und allergischen Hauterkrankungen (pruriginöse Dermatosen)**

Gegenanz.: Überempfindlichkeit gegen Bienengift. Aufgrund des Alkoholgehaltes empfiehlt es sich, Urtica Pentarkan bei Kindern unter 12 Jahren nicht anzuwenden. Bei Lebererkrankungen sollten Sie Ihren Arzt um Rat fragen.

Nebenw.: Bisher nicht bekannt.
Hinweis: Bei Einnahme von homöopathischen Arzneimitteln können sich die vorhandenen Beschwerden vorübergehend verschlimmern (Erstverschlimmerung). In diesem Fall sollten Sie Ihren Arzt befragen und das Präparat gegebenenfalls absetzen.

Wechselw.: Bisher nicht bekannt.

Dos.: Soweit nicht anders verordnet, bei akuten Beschwerden in den ersten 1–2 Tagen stündlich 10–20 Tropfen bis zum Eintritt einer Besserung einnehmen. Zur nachfolgenden Behandlung 3mal täglich 10–20 Tropfen einnehmen.
Tropfen vorzugsweise vor dem Schlucken einige Zeit im Mund behalten. Es empfiehlt sich, homöopathische Präparate ohne ärztlichen Rat nicht über einen längeren Zeitraum einzunehmen.

Packungsgr.: OP mit 50 ml Lösung

Homöopathische Einzelmittel lassen sich oft in sinnvoller Weise zu sogenannten Komplexmitteln kombinieren (s. a. Einleitung S. 10). Die Pentarkane sind Beispiele dafür. Diese Homöopathika beinhalten bewährte Einzelmittel, die sich im Hinblick auf eine Leitindikation ergänzen. Bei jeweils gleichem Hauptanwendungsgebiet wird so auf eine größere Palette von Einzelsymptomen abgezielt. Dies erleichtert die Arzneimittelwahl gerade in der täglichen Praxis.